食の安全

（新訂）食の安全（'25）

©2025　朝倉富子・関崎　勉

装丁デザイン：牧野剛士
本文デザイン：畑中　猛

s-81

まえがき

　ヒトは，日々食事をすることで食物から栄養素を摂取し，生命を維持している。本来食品は安全であるべきものであるが，栄養素以外の多様な成分が含まれており，毒性物質や病原細菌などの危害要因（ハザード）を含む場合もある。これに対して人類は様々な方策を開発し，その基盤となる学問が発展してきた。

　食品の安全を守るために重要な役割を果たす学問は食品衛生学である。これは，管理栄養士，食品衛生監視員・管理者，調理師などが習得しておくべき学問分野として，食品安全基本法や食品衛生法など食品衛生行政の仕組みを理解し，様々な原因で起こる食中毒や食品成分の変質や有害な化学物質の成分について学ぶ学問である。

　一方，本書の主題である食の安全は，近年になって注目されてきたリスク分析という新しい考え方に対応して，健康被害を及ぼす原因となるハザードについて，その種類と性質を明らかにし（リスク評価），その被害を防止するために何が適切な対策か考え（リスク管理），さらにそれらの情報を社会に知らせ食品製造者から消費者に至るまでの食に関連する者すべてがどう対処すべきか知ること（リスクコミュニケーション）を系統立てて学習する学問である。

　そこで，本書では第1章で食の安全の全体像を概観し，第2章と第3章ではハザードとして重要な有害な化学物質の毒性発現と体内動態，主な有害重金属の毒性と性質について解説する。第4章では発がん物質と発がん作用，第5章ではアレルギー物質について免疫機構とともに解説する。また，本書で頻繁に出てくるリスクという用語も，一般の人々にとっては難解であり，ハザードとリスクとの違いについて第6章で詳しく説明する。リスクとは何かについても，本書で十分理解して戴きたい。

さらに，第7章では，食品添加物，農薬，動物用医薬品など食品の製造工程において意図的に使用される物質についてリスク評価とリスク管理について説明し，その有害性と安全を守るための方策について正しく理解してもらえるようにした。次いで，第8章で食品の変質をもたらす化学反応と，その対策を取り上げ，さらに第9章で近年大規模な健康被害を生じた健康食品についてもその効能と危険性について解説する。また，食品衛生学でも主要な項目として取り上げる細菌，ウイルス，寄生虫など生物学的病因による食中毒について第10，11，12章でそれぞれ詳しく解説する。第13章では時代や社会の変化に伴って顕在したハザードについて，第14章では食の安全確保に関する社会経済的側面を解説し，第15章ではリスク分析に基づいた食品安全対策の法制度と運営に関する基本的構造と国際的な枠組みを解説する。

　本書で解説する様々なハザードは，それが存在するだけでなくどれくらい体内に取り込まれるかで危険性が変わってくる。本書を熟読し，ハザードが何かというだけでなく，それによる健康被害を防ぐにはどうしたらいいかについても理解して戴きたい。

　また，食の安全の基盤となる学問領域は広い。化学，生化学，生理学，微生物学，毒性学，栄養学，食品加工学，経済学，社会学，法学，など非常に多くの分野と関りのある学問領域である。本講座を学ぶことで，食品に関する幅広い知識を習得し，安心して食生活を送ることが出来る判断力を養っていただければ幸いである。

　本書では，食の安全の分野で多くの経験と知識を有している研究者の方々に，それぞれ専門分野の担当をお願いした。ご多忙中に執筆いただいたことに深謝申し上げる。

　最後に本稿の編集に尽力いただいた田中敦子氏に感謝申し上げる。

2025 年 3 月　朝倉富子　関崎　勉

目 次

まえがき　　　　朝倉富子　関崎　勉　　3

1 ｜ 食とその安全性　　　　　　　｜ 朝倉富子　　11

　　1．はじめに　　11
　　2．食品に含まれるハザード　　12
　　3．食中毒の発生状況　　23

2 ｜ 化学物質の代謝と生体応答　　｜ 朝倉富子　　30

　　1．はじめに　　30
　　2．毒性の発現と用量の関係　　31
　　3．化学物質の動態　　35

3 ｜ 化学物質の代謝　無機化合物を中心に

　　　　　　　　　　　　　　　　　　　｜ 南　道子　　47

　　1．はじめに　　47
　　2．鉛　　51
　　3．ヒ素　　53
　　4．カドミウム　　56
　　5．水銀　　59
　　6．ダイオキシン類　　64
　　7．まとめ　　68

4 | 発がん物質　　　　　　　　　　　　｜ 南　道子　71

1．はじめに　71
2．発がんの機序について　73
3．変異源物質と発がん物質　76
4．食品と発がん　78
5．放射線の発がんリスク　83
6．まとめ　87

5 | 食品とアレルギー　　　　　　　　　　｜ 南　道子　93

1．はじめに　93
2．食物アレルギーの臨床症状からの分類　96
3．食物アレルギー発生の機序と経口免疫寛容　99
4．小児の食物アレルギー　104
5．食物アレルギーの発症予防対策　107
6．おわりに　108

6 | 食品に含まれるハザード（危害要因）

｜ 山﨑　壮　111

1．食品に含まれるハザード（危害要因）とは　111
2．安全と安心，ハザードとリスク　113
3．食品中の汚染物質のリスク管理　116
4．食品中の汚染物質のリスク評価　121

7 | 食品に意図的に使用する物質　｜ 山﨑　壮　126

1．食品に意図的に使用する物質とは　126
2．食品に意図的に使用する物質のリスク評価　126
3．食品に意図的に使用する物質のリスク管理　134

8 | 食品の変質　　　　　　　　　　　　　　　｜ 朝倉富子　142

1．はじめに　142

2．酸化　142

3．褐変反応 − 酵素的褐変と非酵素的褐変　145

4．水分　149

5．食品の変質とその対策　154

9 | 健康食品の安全性と適正利用　｜ 山﨑　壮　161

1．健康食品とは　161

2．保健機能食品制度 − 食品の機能性表示制度　164

3．保健機能食品の有効性と限界　166

4．健康食品・サプリメントの問題点　170

5．食品と医薬品の相互作用　176

10 | 生物学的病因 I（細菌・ウイルス）

｜ 関崎　勉　179

1．微生物学入門　179

2．微生物性食中毒の特徴　183

3．食中毒発生の実態　185

4．カンピロバクター　188

5．サルモネラ　190

6．下痢原性大腸菌　193

7．腸炎ビブリオ　195

8．ノロウイルス（ヒトノロウイルス）　197

11 | 生物学的病因Ⅱ（細菌毒素・自然毒）

| 関崎　勉　200

1．生物毒素による食中毒　200
2．黄色ブドウ球菌　201
3．セレウス菌　202
4．ボツリヌス菌　204
5．ウエルシュ菌　207
6．動物性自然毒　209
7．植物性自然毒　213
8．ヒスタミン中毒　221

12 | 生物学的病因Ⅲ（寄生虫）　| 関崎　勉　224

1．寄生虫性食中毒　224
2．トキソプラズマ　225
3．肉胞子虫　228
4．ナナホシクドア（粘液胞子虫）　230
5．肝蛭　230
6．肺吸虫　232
7．裂頭条虫　233
8．有鉤条虫　235
9．旋毛虫（トリヒナ）　236
10．アニサキス　238
11．顎口虫　240
12．アカボウ旋尾線虫　241

13 | 生物学的病因Ⅳ（社会的要因） 関崎 勉 243

1．社会や時代の変化に伴い現れた食中毒事件 243

2．生食と食中毒 246

3．ブタ肉の生食の危険性 246

4．ジビエに潜む病原体 248

5．キノコの生食 252

6．薬剤耐性菌 253

7．牛海綿状脳症（BSE） 254

8．生物学的病因による食中毒から身を守るには 257

14 | 食の安全問題の展開 中嶋康博 260

1．食の経済 260

2．食料安全保障と食品安全 261

3．社会の発展と食品安全の課題 262

4．フードシステムの高度化と安全対策 264

5．食品の高機能化と安全審査 266

6．食品偽装と食の信頼 267

7．リスクトレードオフ 268

8．リスク認知とリスクコミュニケーション 270

15 | 食の安全性確保に関する政策 中嶋康博 273

1．食品由来病害の対策 273

2．安全対策の枠組み 275

3．食品の安全管理と法制度 277

4．食品安全における新時代の課題と行政改革 280

5．効果的な安全保証対策 282

6．表示と安全・安心の確保 284

7．食品の回収とトレーサビリティ制度 285

索引 288

1 | 食とその安全性

朝倉富子

《学習のポイント》 食品は本来安全なものでなくてはならない。しかし，食品が生産されてから，私達の口に入るまでには，加工・調理，保蔵，流通などの多くの過程を経る。その間に存在する危害要因について学習し，食中毒発生についても理解を深める。
《キーワード》 ハザード（危害要因），食中毒原因微生物，寄生虫，自然毒，食中毒発生状況

1．はじめに

　私達は栄養素を獲得するために食物を摂取するが，食品には，健康に悪影響を及ぼす可能性のある物質が含まれている場合もある。健康被害を未然に防ぐことは，重要な課題である。食品における「リスク」とは，健康への悪影響を及ぼす可能性の程度を示すもので，リスクを最小限にとどめ，安全性が保たれるレベルを保つために，リスク分析（リスクアナリシス）の考え方が導入されている。リスク分析は，リスクの評価，リスク管理，リスクコミュニケーションの三要素からなる。リスク評価では，リスク分析の科学的基盤となる科学データを用いて，リスクがどの程度あるかを推定する。リスク分析のためには，まず，食品におけるリスクの原因となる「ハザード（危害要因）」を抽出する必要がある。本章では，食品に存在するハザードについて概要を示し，さらに，食中毒の発生状況について概説する。

2. 食品に含まれるハザード

　食品には様々なハザードが含まれている。食品に含まれるハザードは三つに分類することができる。一つ目は「1. 食品に混入した生物や化学物質」で，食中毒菌や化学物質などが，食品中に混入した場合の一次汚染，また，調理などの際に人の手や調理器具などを介して食中毒菌やウイルスに汚染される二次汚染によって食品に混入したハザードである。二つ目は「2. 食品中に含まれている有害物質」で，毒を持つ食品や，食品中で生産されるアレルギー物質などによるハザードである。三つ目は，「3. 食品の変質により生成する有害物質」で，加工・貯蔵過程で生じる化学反応あるいは酵素反応などによって，食品中の成分間反応で生成した有害物質によるハザードである（図1－1）。

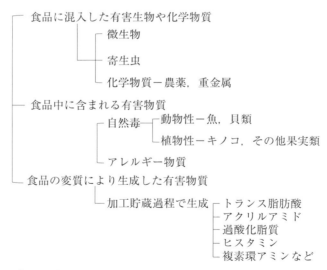

図1－1　食品に含まれるハザード

2.1 食品に混入した生物や化学物質

　食品に含まれるハザードの中でも最も多いのは，微生物が関与するものである。腐敗は微生物が原因となるものが最も多いが，生鮮食品中に内在する酵素によって食べられなくなる場合も腐敗と言う。微生物は図1－2のように分類される。

　微生物の中には，発酵食品に欠かせない有用なものもあれば，食品の腐敗，食中毒，感染症などの原因となるものもある。

(1) 原核生物と真核生物

　微生物とは，肉眼では見えない微小の生物を指すが，構成する細胞の違いによって真核生物，原核生物，ウイルスに分類される。すべての生

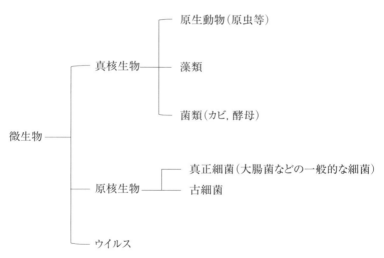

図1－2　微生物の分類
（出所）白尾美佳編著『食品衛生学〔第2版〕食べ物と健康』（光生館，2022年）

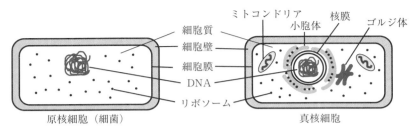

図1-3 原核生物と真核生物の細胞

物は，細胞がその構成単位であるが，原核生物と真核生物では，細胞の構造が異なる。

原核生物の細胞は，図1-3に示すように細胞壁，細胞膜に囲まれており，細胞小器官はなく，タンパク質を合成する場であるリボソーム，DNAが細胞質に存在する。

真核生物の細胞は，ミトコンドリア，ゴルジ体，小胞体などの細胞小器官を有し，遺伝情報をつかさどるDNAは核膜におおわれた核内に存在する。

真核生物の中で食品のハザードとなる可能性の高いものは菌類である。菌類の中で菌糸体を形成して増殖する真菌を，一般的にカビ（糸状菌）と言う。カビは，酵母と違って多細胞生物である。日本の伝統的な発酵食品では，麹菌，酵母などを利用しているものが多い。一方で，品質を低下させ，食中毒の原因となるクモノスカビ，アオカビ，クロカビ，アカパンカビなども糸状菌の一種である（図1-4）。

(2) 酵母

酵母は単細胞生物であるが，大腸菌などよりも大きい。酵母も糸状菌

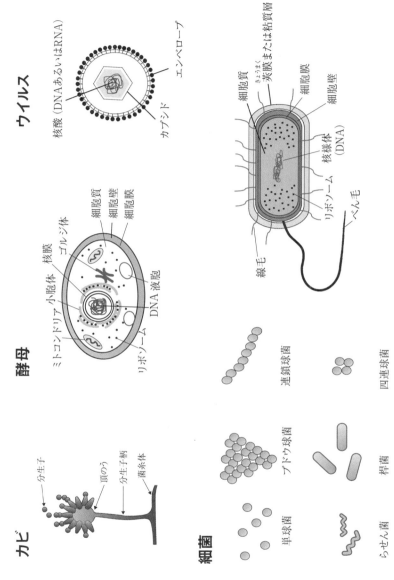

図1-4 カビ、酵母、細菌、ウイルスの構造

と同様,真菌である。酵母は,栄養状態が悪いときは細胞内に胞子を作って生育を止め,回復すると発芽して増殖する(図1 − 4)。

(3) 細菌

原核生物は,RNA や DNA の塩基配列の系統分類によって,真正細菌(細菌)と古細菌に大別される。食中毒と関りがあるのは細菌である。

細菌は,形態別に球菌と桿菌,らせん菌に大別される。球菌は菌の集まり方の違いによって単球菌,双球菌,四連球菌,連鎖球菌,ブドウ球菌などに分けられる。桿菌も短桿菌,長桿菌に分けられる。

細菌の構造は図1 − 4に示すように最外側に莢膜,その内側に細胞壁,細胞膜があり,細胞膜の内部が細胞質となっていてリボソーム,DNAが存在する。

細菌には,菌種によってべん毛と線毛がある。べん毛は細菌の運動に必要で,べん毛の数は,1 本あるいは複数の場合がある。線毛は多数あり,他生物に接着するために用いられる。

細菌の中には芽胞を形成するものがある。芽胞を形成することで,栄養不良や乾燥など不利な環境条件下では活動を休止し,環境条件が良くなると発芽して栄養細胞となって増殖をはじめる。食中毒と関係の深い細菌には,サルモネラ菌,ブドウ球菌,腸炎ビブリオ,病原大腸菌などがある。

(4) ウイルス

ウイルスは遺伝情報を持つゲノムとそれを包むタンパク質で構成されている。ウイルスの種類は多種類あり,ゲノムが DNA であるか RNAであるか,また二本鎖か一本鎖か,直鎖状であるか環状であるかなどにより,多様性が生まれている。

ウイルスの構造は，ゲノムがカプシドと呼ばれるタンパク質で包まれている。その外側を，さらにエンベロープで包まれているものもある（図1－4）。

ウイルスは，宿主細胞内でのみ増殖することができる。食中毒と関連のあるウイルスにはノロウイスル，ロタウイルス，アデノウイルスなどがある。いずれもウイルスに感染した飲食物を介して感染する。A型肝炎，E型肝炎はウイルスに汚染された飲料水や，ウイルスを保有している魚介，ブタ，イノシシ，シカなどの生物を生食したことにより発症する。

(5) 微生物の増殖

食中毒を発症する微生物の中で最も主要なものは，細菌である。細菌の増殖は，温度，栄養，酸素，pH，水分などにより変動する。

細菌は分裂によって増殖する。分裂した菌体がさらに分裂するまでの時間（分裂時間）が，細菌の増殖度合いを示す。分裂時間は，温度，pHなどの環境条件によって差はあるが，大腸菌では約20分，腸炎ビブリオでは約10分である。分裂時間が短いほど増殖が速いことを示す。

微生物は増殖のための栄養源として様々な物質を利用している。糖，タンパク質，有機酸，アミノ酸を炭素源として利用し，窒素源としてタンパク質やアミノ酸などの有機物と無機態窒素のアンモニウム塩や硝酸塩を利用し，リン酸，塩化物イオン，金属イオンも増殖に利用している。

細菌は，酸素の要求性によって好気性菌，微好気性菌，通性嫌気性菌，偏性嫌気性菌，嫌気性菌などに分けられる。温度は細菌の増殖に大きく影響し，低温菌，中温菌，高温菌に分けられ，それぞれ，増殖の適温は20℃，37℃，60℃付近である。微生物の増殖には水分が必要で，水分を減らすことで増殖を抑制することができる。

pHは微生物の増殖に大きく影響を与える。pH 2以下，pH 9以上では，多くのカビ，酵母，細菌ともに増殖は著しく低下する。

カビが産生する物質の中には強い毒性を示すものがある。これらは総称してマイコトキシンと呼ばれ，その中の代表的なものとしては，*Aspergillus flavus*，*Aspergillus parasiticus* の産生するアフラトキシンが挙げられる。カビ毒が食中毒の原因となる場合，加熱によって原因菌が死滅しても，毒素に耐熱性があれば毒性が残り，中毒を引き起こす。

(6) 寄生虫

寄生虫とは，他の生物に寄生して生きる生物である。寄生虫には原虫類，吸虫類，条虫類，線虫類がある。ヒトに感染して健康障害を引き起こす例として，寄生虫の卵が付着した飲食物を摂食して感染した場合や，寄生虫に感染している食物を食べた場合などがある。寄生虫が原因となる食中毒症状には，激しい腹痛，下痢，嘔吐，発熱などがある。

寄生虫の感染経路としては，寄生虫を保有しているヒトや動物の糞便の混入による飲料水の汚染や，野菜，果物に付着した虫卵によって感染する経路がある。

寄生虫による食中毒を予防するには，食品を十分に洗浄し，加熱，冷凍によって寄生虫を除去，死滅させることが有効である。

アニサキスは線虫に分類されるが，アジ，サバ，イカなどの腸内にアニサキスの幼虫がおり，宿主の魚が死ぬと筋肉中へ移動する。アニサキスに汚染した魚を生食すると，幼虫は胃や腸に侵入し，管壁に穴をあけて移動するために激痛を伴う。

(7) 農薬・重金属

農薬や重金属は，本来食品には含まれていない物質である。健康障害

を起こす金属として鉛，水銀，カドミウム，ヒ素，スズ，クロムなどがある。重金属の混入では，工場廃液に含まれていた有機水銀やカドミウムによる被害が知られている。工場廃液に含まれていたメチル水銀が，食物連鎖により魚や貝類で濃縮され，それらを食したヒトに発症した水俣病，工場廃液に含まれていたカドミウムが周辺地域の米，野菜に蓄積し，これらを食した人に発症したイタイイタイ病，また粉ミルクの製造中にヒ素が混入した粉ミルク中毒事件がある。

(8) 残留農薬

農薬は，有害生物から作物を守り，安定した収穫を得るために使用される。日本では農薬取締法により，農薬の製造・販売・使用のすべてが定められている。

農薬は，土壌中の微生物，光による分解，あるいは作物の体内で代謝されて消失していくものであるが，食物中に残留することもある。このため農薬には，残留基準値が定められている。

農薬は殺虫剤，殺菌剤，除草剤など生物に対して影響を及ぼすものであることから，ヒトに対しても影響があると考えるべきである。ヒトに影響を与えない量を解析し，残留農薬の基準値として1日摂取許容量と急性参照用量[1]が定められている。農薬以外に，養殖魚や畜産動物に用いられる動物用医薬品についても，残留基準値が定められている。1日摂取許容量が長期間にわたる影響を示すのに対し，急性参照用量は一時的に多く摂取した場合についての指標となる。

2.2 食品中に含まれる有害物質

生鮮食品には食品として摂取できない非可食部位がある。また，摂取可能な部位の中にも処理方法によっては食中毒を引き起こす場合や，季

---

1 急性参照用量：ヒトが農薬を短時間（24時間以内）に摂取しても，健康への悪影響がないと推定される摂取量（mg／kg体重）の上限。

節により食中毒を起こしやすい食品もある。

(1) 動物性自然毒

　動物性自然毒は，ほとんどが魚介類である。魚類では，フグによる中毒が最も多い。フグ毒はテトロドトキシンであるが，フグが産生するのではなく，微生物によって産生された毒素が，食物連鎖によってフグの体内で濃縮・蓄積されたためである。蓄積された部位を食すると，中毒症状を起こす。毒素のある部位はフグの種類によって異なるが，特に肝臓・卵巣などの毒素のある部位を確実に除去する必要がある。このためフグの調理は，都道府県知事などが認めた者および許可された施設で行うことが定められている。素人による調理はやってはいけない。フグ毒は短時間（15分〜数時間）で症状が現れ，軽症の場合は口唇や舌のしびれ，嘔吐を引き起こす。さらに重症の場合は麻痺が全身に広がり，呼吸困難になり死に至ることがある。

　その他，熱帯，亜熱帯のサンゴ礁に生息する有毒魚類が原因のシガテラ食中毒もあり，それらの毒素を総称してシガトキシンと言う。また，アオブダイのバリトキシン様毒素による中毒もある。

　貝類が原因の食中毒には，産生する毒素によって麻痺性貝中毒，下痢性貝中毒，神経性貝中毒，記憶喪失性貝中毒がある。貝毒は毒性を持つプランクトンを貝が捕食し，毒素が中腸腺などに蓄積することで起こる。

(2) 植物性自然毒

　植物性の自然毒を持つ食品は主にキノコ類である。日本は，温暖で湿潤な気候からキノコが生育するのに適した環境であり，4000種類以上のキノコがある。そのうち約100種類は食用になると言われている。食用キノコと類似した形態を持つ毒キノコを食用キノコと間違えて食して

しまい中毒が発生する例が多い。

中毒の症状別に消化管障害型，神経障害型，原形質毒性型に分類されている。原形質毒性型はコレラ様症状，溶血障害，心不全などを起こし，致死率が高い。毒キノコの食中毒は，摂食から発症までに数十分，数時間以内のものが多い。

ジャガイモは，発芽部分や皮の緑色になっている部分にアルカロイドの一種である α-ソラニンやαチャコニンが含まれ，これらを多く摂取すると腹痛，頭痛，めまい，嘔吐が起こる。芽と緑色の皮を取り除いて使うことが大切である。

トリカブトの毒素もアルカロイドの一種でアコニチンと言い，猛毒である。

このほかにもドクセリ，スイセンの葉を食用の植物と間違えて食してしまったための食中毒例などがある。

(3) アレルギー物質

アレルギーは，自己免疫疾患の一つであるが，食品の中にはアレルギーを引き起こすアレルゲンが存在する場合がある。アレルギー症状を起こすことが多い食物について，表示が義務化されている。アレルギーは，体質によってアレルギー症状を起こす人と起こさない人がある。

エビ，カニ，卵，コムギ，ソバ，ラッカセイ，乳，クルミの8品目は，これらによりアレルギー症状を起こす人が多い。また重篤な症状を起こす成分を含むことが分かっているもので，含有されていることを必ず表示しなくてはならない。これらは，特定原材料等の名称として表示が義務付けられている。特定原材料に準じるものとしてアワビ，イカ，イクラ，オレンジ，カシューナッツ，キウイフルーツ，牛肉，ゴマ，サケ，サバ，ダイズ，鶏肉，バナナ，豚肉，アーモンド，マカダミアナッツ，

モモ，ヤマイモ，リンゴ，ゼラチンについてもアレルギー症状を起こす人がいることが既に分かっているため，表示が推奨されている。[2]

2.3　食品の変質により生成した有害物質

食品は，原材料の状態から加工・貯蔵・輸送などの過程を経て，消費者に届けられる。これらの過程で変質が起こることがある。色・香・物性の変化だけでなく，生体にとって好ましくない変化も生じる。たとえば，油脂の自動酸化による過酸化脂質の生成，植物性油脂に水素添加をして硬化させてマーガリンを製造する際に生じるトランス脂肪酸，また，アクリルアミド，ニトロソアミン，複素環アミン，多環芳香族炭化水素などがある。複素環アミンは，アミノ酸やタンパク質の熱分解で生成し，トリプトファンの加熱によって生成する Trp-P-1，グルタミン酸からは Glu-P-1，アミノ・カルボニル反応物とクレアチンから生成する MeIQ などがあり，これらは，焼き肉や焼き魚の焦げた部分に高濃度で含まれ，発がん性が報告されている。

(1) ヒスタミン

イワシ，サバ，カツオ，マグロ，サンマなどの赤身魚には遊離ヒスチジンが多く存在し，ヒスチジン脱炭酸酵素によりヒスタミンが生成する。ヒスタミン生成菌としては，モルガネラ，クレブシエラ，フォトバクテリウムなど多くの菌がある。加熱によってヒスタミン生成菌は死滅するが，ヒスタミンは，加熱によっても分解されないため，ヒスタミンが生成しないように低温で貯蔵し，なるべく早く食べることが望ましい。

2　健康危害の発生を防止する観点から，おおむね3年ごとに検討され，特定原材料，特定原材料に準じるものが定められる。

3. 食中毒の発生状況

　食中毒統計は，1952（昭和27）年に，公衆衛生局から統計調査部に移管され，内容の充実が図られた。食中毒が発生した場合，診断した医師による保健所への届けが義務づけられている。食中毒統計では，保健所に届けられた都道府県別データを月別，原因食品別，原因物質別，施設別，年齢別に発生の状況を示している。

3.1　年次別推移

　食中毒の発生件数と患者数を見ると1955年に3000件を超す発生件数があり，死者数も500人を超えた。この年はヒ素ミルク事件があった年であるが，その後発生件数は減少し，1992年には500件台まで減少したが，1996年以降，腸管出血性大腸菌による大規模食中毒が発生し，さらにサルモネラ食中毒菌，ブドウ球菌を原因とする食中毒が起こり，1998年に3000件を超えた（図1－5）。その後発生件数は減少し，2022年は962件になっている。患者数も漸減し，1件あたりの患者数も減ってきたが，食をとりまく社会状況の変化により食中毒の形態も変わってきている。

3.2　月別発生状況

　月別に発生件数を比べると，月による変動はそれほど顕著ではない。しかし，病因物質別に見てみると細菌性の食中毒が夏場の気温が高い6〜9月に多く，ウイルス性食中毒は反対に気温が低くなる12〜3月に多く発生している（図1－6）。

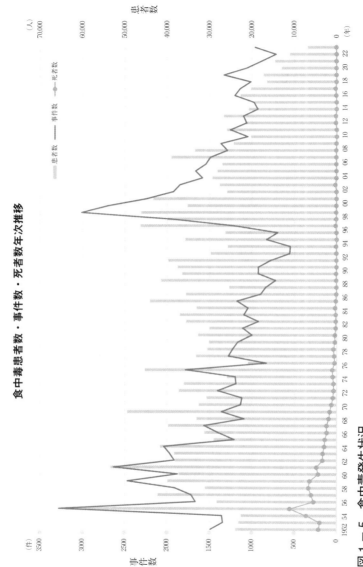

図1-5 食中毒発生状況
(出所) 厚生労働省「食中毒統計資料」

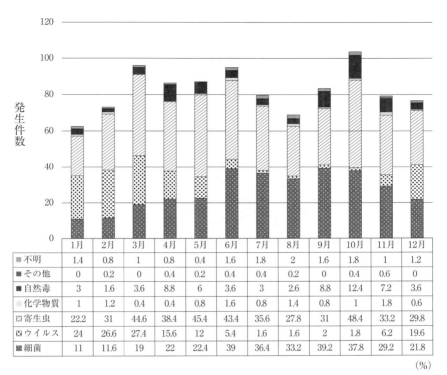

図1−6 病因物質別月別食中毒発生状況 2018年〜2022年の5か年平均
(出所) 厚生労働省「食中毒統計資料」

3.3 病因物質別発生状況

　病因物質別の発生件数を見ると，細菌性食中毒が占める割合が最も大きい。2000年までは特にサルモネラ属によるものが多く，腸炎ビブリオ，ブドウ球菌が多かったが，2000年以降これらは徐々に減少し，かわってカンピロバクター・ジュジュニ／コリが増加した。またノロウイルスによる食中毒も増加した（表1−1）。

26

表1－1　病因物質別事件件数の推移

病　因　物　質	事件数										
	1981年	1985年	1990年	1995年	2000年	2005年	2010年	2015年	2020年	2021年	2022年
総　　　数	1,783	1,177	926	699	2,247	1,545	1,254	1,202	887	717	962
細　菌	1,059	877	673	561	1,783	1,065	580	431	273	230	258
サルモネラ属菌	73	82	129	179	518	144	73	24	33	8	22
ぶどう球菌	275	163	110	60	87	63	33	33	21	18	15
ボツリヌス菌	1	1	-	3	-	-	1	-	-	1	1
腸炎ビブリオ	667	519	358	245	422	113	36	3	1	-	-
病原大腸菌	22	34	19	20							
腸管出血性大腸菌(VT産生)					16	24	27	17	5	9	8
その他の病原大腸菌					203	25	8	6	6	5	2
ウエルシュ菌		9	24	20	32	27	24	21	23	30	22
セレウス菌		17	11	11	10	16	15	6	1	5	3
エルシニア・エンテロコリチカ				-	1	-	-	-	-	-	-
カンピロバクター・ジェジュニ/コリ		50	19	20	469	645	361	318	182	154	185
ナグビブリオ		1			5						
コレラ菌					1						
赤痢菌					1		1				
チフス菌											
パラチフスA菌											
その他の細菌	21	1	3	3	18	8	1	3	1		
ウイルス						275	403	485	101	72	63
ノロウイルス						245	274	399	481	99	72	63
その他のウイルス						2	1	4	4	2	
寄生虫								144	395	348	577
クドア								17	9	4	11
サルコシスティス								-	-	-	-
アニサキス								127	386	344	566
その他の寄生虫								-	-	-	-
化学物質	7	3	6	3	7	14	9	14	16	9	2
自然毒	130	102	107	63	113	106	139	96	84	45	50
植物性自然毒	79	70	67	28	76	58	105	58	49	27	34
動物性自然毒	51	32	40	35	37	48	34	38	35	18	16
その他	-	-	-	-	5	8	28	1	3	1	3
不明	587	195	140	72	92	77	95	31	15	12	9

（出所）厚生労働省「食中毒統計資料」

3.4　原因食品別発生状況

　原因食品を見ると 2022 年のデータで事件総数 962 件のうち魚介類および魚介類加工品が最も多く 388 件，野菜類も多く，中でもキノコが原因となっているものが多い。また，複合調理食品も 50 件と発生数が多い。複合調理食品とは，複数の食材を使っている調理品のことで，たとえばギョウザやカレーなどである。複合調理食品の食中毒の場合は，特定の食材が原因なのか，調理以降，調理中または摂取前の保存中などの段階で汚染される二次汚染なのか特定は出来なくても，原因食品として明らかになったものの件数である。その他が 209 件，不明も 247 件ある（表1 - 2）。

　日本では魚介類を刺身など生で食べる習慣があり，魚介類による食中毒（ビブリオ菌）が多く発生していたが，近年では，アニサキスによる食中毒例が増加する傾向にある（表 1 - 1）。

　食中毒の発生総件数は減少しつつあるが，食材の流通経路の変化，輸入食品の増加，食生活様式の変化などから，その発生状況も様変わりしつつある。食中毒は，自ら注意することで回避することができるものがほとんどであり，食品衛生の基礎知識を身につけ，予防することが大切である。

表1−2 原因食品別事件数, 患者数, 死者数

原因食品	2000年 事件	2000年 患者	2000年 死者	2010年 事件	2010年 患者	2010年 死者	2020年 事件	2020年 患者	2020年 死者	2022年 事件	2022年 患者	2022年 死者
総数	2,247	43,307	4	1,254	25,972	－	887	14,613	3	962	6,856	5
魚介類	189	2,871	－	128	1,430	－	299	711	1	384	745	1
貝類	108	1,803	－	63	751	－	16	50	－	5	52	－
ふぐ	29	40	－	27	34	－	20	26	1	10	11	1
その他	52	1,028	－	38	645	－	263	635	－	369	682	－
魚介類加工品	15	345	－	8	71	－	13	69	－	4	4	－
魚肉練り製品	1	3	－	－	－	－	－	－	－	－	－	－
その他	14	342	－	8	71	－	13	69	－	4	4	－
肉類及びその加工品	45	761	－	80	873	－	28	682	－	29	227	1
卵類及びその加工品	42	1,043	－	7	120	－	2	107	－	2	113	－
乳類及びその加工品	4	13,462	－	1	85	－	－	－	－	－	－	－
穀類及びその加工品	25	659	－	13	542	－	－	－	－	2	27	－
野菜及びその加工品	90	775	2	104	463	－	43	161	1	35	225	3
豆類	4	72	－	－	－	－	－	－	－	－	－	－
きのこ類	64	233	1	91	263	－	27	71	1	9	27	－
その他	22	470	1	13	200	－	16	90	－	26	198	3
菓子類	19	436	－	9	307	－	2	63	－	－	－	－
複合調理食品	86	3,551	－	79	1,992	－	45	4,403	－	50	2,060	－
その他	464	14,131	1	560	15,409	－	284	8,089	1	209	3,131	－
食品特定	26	1,578	－	19	213	－	13	39	－	15	444	－
食事特定	438	12,553	1	541	15,196	－	271	8,050	－	194	2,687	－
不明	1,268	5,273	1	265	4,680	－	171	328	－	247	324	－

（出所）厚生労働省「食中毒統計資料」

学習課題

　食品のハザードには様々なものが存在する。微生物，自然毒，化学物質，寄生虫などによるハザードについて，まとめてみよう。さらに，その対策についても考えてみましょう。

参考文献

1. 白尾美佳編著『食べ物と健康　食品衛生学〔第2版〕』（光生館　2022年）
2. 松岡麻男　等共著『新入門食品衛生学〔改定第4版〕』（南江堂　2020年）
3. 田崎達明編『栄養科学イラストレイテッド　食品衛生学〔改定第2版〕』（羊土社　2018年）
4. 厚生労働省「食中毒統計資料」

2 | 化学物質の代謝と生体応答

朝倉富子

《**学習のポイント**》 私達が口から摂取する物質には，栄養素以外の多様な生体異物も含まれている。摂取された化合物の安全性について知り，安全性の評価方法についても理解を深める。また，体内に取り込まれた生体異物がどのように吸収，代謝，分布，排泄されるかについて学ぶ。
《**キーワード**》 用量—反応曲線，安全性評価，最大無毒性量（NOAEL），LD_{50}，シトクロム P450，受動輸送，能動輸送，第Ⅰ相反応，第Ⅱ相反応，体内動態

1. はじめに

　私達は日々食物を摂取し，様々な物質を体内に取り入れている。生体にとって必要な酸素や栄養素以外の物質も摂取することがある。体内への取り込みの経路には呼吸による吸入，経口摂取，経皮吸収などがあるが，経口摂取では，薬物や食品添加物など本来生命活動には必要としない物質（生体異物[1]）を体内に取り入れてしまうことがある。多くの生体異物は，体内で処理され排泄されるが，その作用機作は多岐にわたり，多くの化学反応や酵素反応が進行する。代謝の中心となる臓器は肝臓であるが，生体異物の代謝や動態を知ることは，毒性などを論じる上で非常に重要である。本章では主に口腔から摂取された生体異物の代謝を中心に解説をする。

1 　生体異物とは，本来生体内に存在しない物質のことで，私達が口から摂取するものはすべて生体異物と言える。異物には栄養素も含まれるが，本章では，栄養素以外の薬物，食品添加物，環境汚染物質などを指す。

2. 毒性の発現と用量の関係

　摂取した物質が体にとって有益か有害であるかは，その物質の性質と摂取量によって決まる。栄養素の場合，必須栄養素は，生体にとって摂取することが必要不可欠のものであり，摂取量がある量よりも低下すると欠乏症が現れる。また，逆に過剰に摂取をすると過剰症を引き起こす栄養素もある。一方，毒物の場合欠乏症は起こらず，ある一定量以上の摂取量を超えると毒性症状が現れるものである。このように，化学物質はその性質だけでなく用量が生体に与える影響において大きな意味を持つ。

2.1　安全性評価の方法

　食品中には無数の化合物が含まれているが，健康に悪影響を与える可能性のあるハザード（危害要因）が含まれることもある。

　食品添加物は，加工中の変質や保蔵中の腐敗を防止するために用いられ，農薬は害虫などから，食品を守るために使用されるものであり，本来食品に含まれるものではない。食品添加物や残留農薬は，食品に含まれる場合，安全性が担保されるべき用量がある。

　毒性の有無は用量との関係で論じる必要がある。ある物質を動物に投与したとしよう。投与量と毒性症状が現れる対応関係をグラフに示すと図２－１のようなＳ字型のシグモイド曲線を描く。用量と毒性の出現を示すグラフを，用量－反応曲線と言う。ある一定量までは症状は出現せず，ある濃度を超えると症状が検出されるようになり，濃度の増加に伴って毒性が出現するが，ある濃度に達すると症状は定常状態になる。

　用量－反応曲線から毒性が認められなくなる最大量を求める。これを最大無毒性量（NOAEL：no observed adverse effect level）と言う。NOAEL を求めるには異なる濃度の被験物質を被験動物に摂取させ，毒

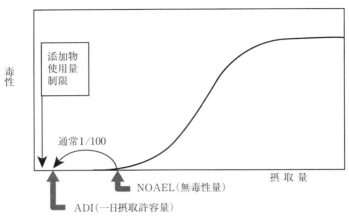

図2-1 用量-反応曲線

性発現の変化を観察する。動物を用いた試験において，毒性を示す動物が出現しない用量（無毒性量）が閾値と定義されている。

　安全性の評価ではNOAELに基づいて1日摂取許容量（ADI；acceptable daily intake）が求められる。ADIはヒトが生涯にわたって摂取し続けても健康への悪影響がないと推定される1日当たりの摂取量である。ヒト体重1kg当たりの摂取量（mg）を示し，mg/kg/日で表される。ADIはNOAELに安全係数を考慮して求められる。つまりNOAELは，動物を用いた試験によって求められた値であり，ヒトに当てはめるために安全係数を設定している。安全係数は一般的に，ヒトと動物の種差として10倍，性別年齢などの個体差を10倍とし，10×10＝100倍を安全係数として用いている。すなわち，

$$\text{ADI (mg/kg/日)} = \frac{\text{NOAEL}}{\text{安全係数（倍率100）}}$$

安全係数が100であれば，ADIはNOAELの100分の1となる。

毒性試験には急性毒性試験，反復投与毒性試験，催奇性試験，繁殖試験，変異原性試験など目的に応じて複数の試験があり，これらの結果から，NOAEL，ADI が求められている。安全性評価では，NOAEL，ADI 以外にもいくつかの評価値がある。

毒性が現れる最小毒性量を（LOAEL；Lowest observed adverse effect level）と言う。ヒトが生涯にわたって継続的に摂取しても健康に影響を及ぼす恐れがない 1 日当たりの摂取量を，耐容 1 日摂取量（TDI；tolerable daily intake）と言う。LD_{50}（lethal dose 50%）は，動物試験において，被験動物の半数が死亡するときに与えた投与量である。致死量は急性毒性の強さの指標として用いられ，体重 1kg 当たりの用量（mg）で示される。

毒性の発現は，摂取する用量と密接な関係がある。長年の食経験のある物質であっても摂取量によっては毒性を示す。たとえば，酒に含まれるエタノールの LD_{50} は，14,000 mg/kg であり，食塩は，3,000 mg/kg で，摂取する量によっては毒性が出現する。しかし，この量の摂取は現実的にはあり得ない。一方，ニコチンは 1 mg/kg，ボツリヌス菌が産生するボツリヌス毒素は，0.00001 mg/kg である。LD_{50} が，小さければ小さいほど強い毒性を持つことを示している。このようにすべての物質には毒性を発現する用量が存在することになるが，毒性の発現は量だけでなく，曝露様式，蓄積性，吸収，分布などとも関連し，また，遺伝的要因，年齢，性別，病因などの生体側の条件によっても影響を受ける複雑な反応と考えられている。

2.2　毒性の発現様式

毒性の評価方法について，用量−反応曲線を用いた解説を行ってきた

が，毒性の発現様式も重要である。毒性の発現は，用量だけでなく曝露のされ方によって影響を受け，症状が現れる時期，期間，頻度も変動する。

毒性症状の発現は，摂取後短時間で現れる即時型と摂取後一定の潜在期間の後に毒性が出現する遅延型がある。即時型にはシアン化合物による呼吸不全，ボツリヌス毒素による抹消神経のアセチルコリン放出阻害による神経毒性などがあり，短時間で症状が現れる。有機リン系化合物の中には，コリンエステラーゼを阻害することで，アセチルコリンが過剰に蓄積していき，遅延性の神経毒性症状を示すものがある。有機リン系化合物には即時型と遅延型の両方の毒性を示すものも存在する。サリドマイドは，1950年代後半から1960年代初めに鎮静薬，睡眠薬として販売されたが，妊娠初期に服用されると胎児に形態異常を起こす遅延型毒性を示した。

2.3 曝露形式

毒性の発現は，毒物に曝露される方式によっても変わる。急性曝露毒性は，1回の投与あるいは短期間に複数回の曝露によって生じる毒性である。LD_{50}の決定には急性毒性試験（単回投与とも言う）が用いられることが多い。反復曝露毒性は，長期間の反復曝露によって生じる毒性である。反復毒性試験では，1回の投与で体内に取り込まれた毒物が，排出されずに滞留している場合，そこへ次の投与によって毒物が追加されると，体内に毒物が蓄積していき，慢性毒性を引き起こす場合がある。このような蓄積性を検査するために，反復投与試験が行われている。

毒性物質には，急性毒性を示すものと慢性毒性を示すものとがある。また，同一の物質であっても急性毒性と慢性毒性の両方を示すものもあ

る。この場合，物質が蓄積される臓器と，毒性を示す臓器が異なる場合や，症状も急性と慢性で異なる場合がある。

毒性の発現には，化合物の体内における代謝，排出，蓄積といった複数の要因が関係している。毒性の発現の様式は様々であるが，次に化学物質の生体内での動態について解説をする。

3. 化学物質の動態

経口的に摂取された化学物質は口腔内から食道を通って胃へと送られる。胃を通過したのち小腸へと入り，門脈を経て肝臓へと入る。肝臓は生体の化学工場とも言える臓器で，吸収された物質は代謝される。肝臓からは，血流にのって全身の各組織へと運ばれる。各臓器では，細胞膜を通過して細胞内へ入る経路が存在する。また，肝臓で代謝されて生じた代謝産物は，腎臓を経て尿中へと排泄されるか，あるいは胆汁に取り込まれ，大腸を経て便中に排出される。このように体内に取り込まれてから排泄されるまでを，吸収（Absorption），分布（Distribution），代謝（Metabolism），排泄（Excretion）の四つの段階に分けることができ，頭文字を取って ADME（アドメ）と呼ばれる（図2-2）。

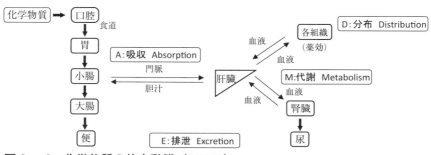

図2-2 化学物質の体内動態（ADME）

3.1 吸収（Absorption）

　化学物質の多くは，小腸から吸収される。小腸では，管腔側から小腸絨毛の上皮細胞内に取り込まれ，細胞の基底膜側から，血管へと入る。

　体内に取り込まれた物質が，吸収・代謝・分布されるためには，上皮細胞をはじめ，各組織を構成する細胞内にまず取り込まれる必要がある。細胞膜は親水基と疎水基を持つリン脂質が図2−3のように二重層を形成している。細胞膜を通過するためには，二重層の内部の疎水性の領域を通過しなくてはならない。このため，親水性の物質はほとんど通ることができない。脂質二重膜を通過できるのは分子サイズが小さく脂溶性が高い（疎水性）の物質か，あるいは，非極性の分子である。物質が細胞膜を透過する方法は大きく分けて受動輸送と能動輸送である。多くの場合，物質の取り込み（輸送）の方向は，濃度の高い方から低い方向へと進む。これを受動輸送と言い，濃度勾配に従って移動するため，輸送のためのエネルギーは必要ない。

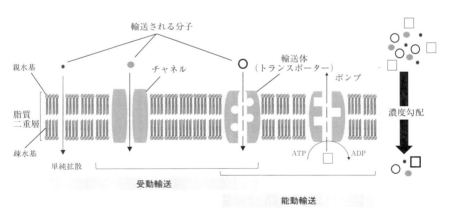

図2−3　受動輸送と能動輸送

（1） 受動輸送

　受動輸送の最も簡単なものは単純拡散である。濃度勾配によって高い方から低い方へ細胞膜を通過する方法である。一般的に単純拡散によって吸収される物質は少なく，膜に存在するタンパク質によって選択的に透過される。単純拡散によって輸送されるのは，非極性分子か，電荷を持たない小分子である。

　細胞内外にはK$^+$，Na$^+$，Cl$^-$，Ca^{2+}などのイオンが存在する。これらのイオンは，イオンチャネルを通って濃度勾配に従って細胞の内側から外側へ，あるいは外側から内側へ移動する。イオンチャネルは，透過させるイオンに選択性があり，カリウムチャネル，ナトリウムチャネル，カルシウムチャネル，クロライドチャネルなどがある。

　化学物質の場合，その物質の化学的性質によって吸収率や吸収速度が異なる。単純拡散の場合，脂溶性の高い分子は吸収されやすく親水性の高い物質は吸収されないものが多い。非解離形の分子の方が解離形の分子よりも吸収されやすいため，化合物のpKaと溶液のpHが吸収に影響を与える。

　生体異物には，これらを取り込む特定のチャネルや輸送体（トランスポーター）は存在しない。そのため単純拡散によって濃度勾配に従って吸収されることが多く，物質の化学的性質による影響が大きい。それに対し，グルコース，アミノ酸などの栄養素には，特定のトランスポーターが存在し，これによってグルコースやアミノ酸は運ばれる（図2－3）。

（2） 能動輸送

　一方能動輸送は，輸送する物質の濃度勾配によらず，物質を輸送する方法である。濃度に逆らって物質を輸送させるには，エネルギーが必要となる。この際エネルギーとしてATPを使用することが多い。能動輸

送を担当するタンパク質をポンプと言う。受動輸送は，たとえれば，高いところから低いところへ水を流すようなものであるが，能動輸送は，流れに逆らって，低いところから，高いところへ水を移動させるようなものであるため，エネルギーを必要とする（図2-3）。

(3) 薬物トランスポーター

　肝臓，腎臓，小腸の膜組織には，生体異物を細胞内から細胞外へ，あるいは，細胞外から細胞内へ輸送する薬物トランスポーターが存在する。薬物トランスポーターは，基質特異性が多様で，生体異物の ADME において重要な役割を果たす。小腸では，管腔側から物質を細胞内へ取り込むのに関与し，肝臓では，代謝された化学物質を胆汁中へ排出する作用を担っている。腎臓でも血液から尿中へ排出するためにはトランスポーターが必要である。薬物トランスポーターは大きく分けて ATP と結合する ABC トランスポーターファミリーと solute carrier（SLC）トランスポーターファミリーに分類される。P糖タンパク質は ABC トランスポーターファミリーに属し，小腸，肝臓，腎臓，血液脳関門に存在し，異物，薬物の排出を行う。

3.2　分布（Distribution）

　小腸で吸収された化学物質は血管へと移動する。血液中ではアルブミンやα1-酸性糖タンパク質などの血漿タンパク質と結合して存在し，体内を循環して各組織へ運ばれる。血漿タンパク質に結合している化学物質は，タンパク質から遊離することによって標的組織の細胞中に取り込まれる。全身の組織に運ばれることを分布（distribution）と言う。個々の化学物質の分布は各組織で均一ではなく，特定の組織で高濃度に分布する場合がある。分布を決める因子には，細胞の透過性と物質の親和性

がある。また，血液と組織を構成する細胞の境界となる関門が知られている。

・関門

　血液中の化学物質が各組織に取り込まれるか否かは，各組織にある関門を通過できるかどうかが重要である。脳には血液―脳関門があり，脳組織への物質の取り込みは厳密に制御されている。脳毛細血管内皮細胞は，細胞間に強固な tight junction（タイトジャンクション）が存在し，細胞同士が密着して結合していることから，細胞間を通って脳内へ取り込むことのできる物質は限られている。細胞内に取り込むことができるのはその物質のトランスポーターが存在するアミノ酸やグルコースなど限られた物質のみである。母体と胎児の間では，胎盤による血液―胎盤関門が存在する。

3.3　代謝（Metabolism）

　小腸から吸収され，門脈を経て肝臓へ送られると，肝臓では代謝を受ける。肝臓には，薬物代謝酵素が多く存在している。これらの酵素は，酸化反応，還元反応，加水分解反応，抱合反応を触媒し，取り込まれた物質を他の物質へと作りかえていく。生体異物は無数に存在するが，これらは，代謝によって細胞内に取り込まれにくい形に変換され，無毒化され，排泄されやすいように酵素によって変換される。しかし，代謝の過程でかえって毒性が増したり，毒性が出現したりする場合もある。ADME の中でも代謝反応が，解毒過程において特に重要である。

　薬物代謝反応は第Ⅰ相と第Ⅱ相に大別される。官能基の形成や開裂反応（酸化・還元・加水分解）である第Ⅰ相反応に対し，第Ⅱ相反応は内因性物質（グルクロン酸・硫酸・グリシンなど）との抱合体化である。

第Ⅱ相反応を触媒する酵素は主に細胞質に存在する。

(1) 第Ⅰ相反応

　第Ⅰ相反応では，化合物の水溶性を高めることにより，体外への排出をしやすくする。加水分解反応では，エステル，アミドの加水分解，エポキシドの水解，還元反応では，アゾ基，ニトロ基，アルデヒド，ケトン，キノン，ジスルフィド，アルケン，N-オキシドなどが還元され，また還元的に脱ハロゲン化が起こる。酸化反応では，アルコール，アルデヒドの酸化，アルキル側鎖の水酸化，芳香族化合物の水酸化，N-,S-,P-原子の酸化などの反応が生じる。これらの反応を触媒する主要な酵素と反応式を表2－1に示す。これ以外にも広範な反応が生じており，多くの化合物に対応している。

表2－1　代表的な第Ⅰ相反応

反応	酵素系	反応式
加水分解		
エステル・アミド分解	カルボキシルエステラーゼ（CES），アミド加水分解酵素	$RCOOR' \rightarrow RCOOH + R'OH$ $RCONHR' \rightarrow RCOOH + R'NH_2$
エポキシド水解	エポキシドヒドロラーゼ（EH）	（略）
還元		
アゾ・ニトロ還元	CYP, NADPH-CYP還元酵素, NQO1	アゾ基：$R-N=N-R' \rightarrow R-NH_2 + R'-NH_2$ ニトロ基：$-NO_2 \rightarrow NHOH$
脱ハロゲン化	CYP	$CCl_4 \rightarrow \cdot CCl_3 + Cl^- \rightarrow CHCl_3$
酸化		
アルコール酸化	アルコール脱水素酵素（ADH）	$-CH_2OH \longrightarrow CHO \quad CHOH \longrightarrow C=O$
アルデヒド酸化	アルデヒド脱水素酵素（ALDH）	$-CHO \longrightarrow -COOH$
N, S, P-酸化	CYP	N原子：$-NH_2 \rightarrow -NHOH$　NH $\longrightarrow$ NHOH $-NH \longrightarrow -N \longrightarrow O$ S原子：$C=S \longrightarrow C=O$　$R-S-R' \longrightarrow R-S-R'$

第 I 相反応の主要な反応はヒドロキシ化である。ヒドロキシ化は，有機化合物に酸化，あるいは置換反応によって，一つ以上のヒドロキシ基を導入する反応である。

$$RH+O_2+NADPH+H^+ \rightarrow R\text{-}OH+NADP^++H_2O$$

ここでは R は生体異物を示す。

この反応を触媒する典型的な酵素はシトクロム P450（CYP）であり，第 I 相反応を触媒する代表的酵素である。

・シトクロム P450（CYP）

シトクロム P450 は第 I 相の薬物代謝酵素と呼ばれ，多くの動植物組織に存在し，外来薬物など体内に取り込まれた化学物質の酸化的解毒反応に関与する。シトクロム P450 は，CYP と略される。CYP は，一酸化炭素との結合スペクトルが 450 nm で極大を示す色素タンパク質として発見されたことから，この名前が付けられた。CYP ファミリーは多くのアイソフォームが存在し，ヒトでは 57 種が存在すると言われ，ファミリー，サブファミリーに分類されている。一次構造上 40％以上の相同性を持つものを同一ファミリー，55％以上をサブファミリーとして分類している。たとえば，CYP3A4 は，ファミリー 3，サブファミリーAに属し，最後の数字が個々の CYP 分子の名称である。薬物代謝には CYP1 ～ CYP4 のファミリーが関わる。

CYP はヘムタンパク質であり，肝細胞に多く存在するが，小腸，肺，脳などほぼすべての組織に存在する。CYP は広い基質特異性を有し，多くの化学物質に対して作用し，解毒作用を示す。主な細胞内局在は，滑面小胞体膜である。

(2) 第 II 相反応

第 I 相反応によって化学変化が生じた化学物質や水酸基，アミノ基，

カルボキシ基を持つ化合物はさらに第Ⅱ相反応によって極性の高い物質に変換される。第Ⅱ相反応は抱合反応で，グルクロン酸抱合，硫酸抱合，グルタチオン抱合，アミノ酸抱合，メチル化，アセチル化などがある（表2－2）。

・**グルクロン酸抱合**

　抱合反応の中ではグルクロン酸抱合が最も大きな割合を占め，グルクロン酸抱合を受けた後に排泄される化合物が多い。グルクロン酸抱合反応は，UDP-グルクロン酸を補酵素として要求し，グルクロン酸を基質に転移する。UDP-グルクロン酸転移酵素（UGT）は，肝細胞の小胞体に存在し，生成したグルクロン酸抱合体は胆汁または尿中に排泄される。胆汁に排泄されたグルクロン酸抱合体の一部は腸内細菌によって加水分解され，グルクロン酸が解離して元の構造となり，再び腸管から吸収され，肝臓へ送られる。これを腸肝循環と言う。

表2－2　代表的な第Ⅱ相反応

抱合反応	酵素系	
グルクロン酸抱合	UDP-グルクロン酸転移酵素（UGT）	**UDP-グルクロン酸**
硫酸抱合	硫酸転移酵素（SULT）	**活性硫酸(PAPS)**
グルタチオン抱合	グルタチオンS-転移酵素（GST）	**グルタチオン**

第 2 章　化学物質の代謝と生体応答　｜　**43**

・硫酸抱合

　硫酸転移酵素は，活性硫酸（PAPS；3'-phosphoadenosine-5'-phosphosulfate）
を補酵素として要求し，甲状腺ホルモン，カテコールアミン，低分子量
の生体異物の硫酸抱合を触媒する。

・グルタチオン抱合

　グルタチオン S-転移酵素（GST）は主に肝細胞の可溶性画分に存在
する。ニトロ，ハロゲン，エポキシ環，α，β-不飽和ケト酸などの求
電子性基質を含む化合物は，還元型グルタチオンと反応して，グルタチ
オン抱合体を生成する。生成したグルタチオン抱合体は，グルタミン酸
とグリシンが切断されたのち，アセチル化されてメルカプツール酸誘導
体となって尿中に排泄される。

（3）薬物代謝酵素に影響を与える因子

　薬物代謝に影響を及ぼす因子には，遺伝的因子と環境因子が存在する。
遺伝的因子は，個人の持つ遺伝子に起因するものであり，個人差を指す。
環境因子の中には，飲酒や喫煙などの生活習慣や摂取した食物成分が影
響を与える場合もある。

　薬物代謝酵素は，摂取した化学物質あるいは代謝産物の曝露によって
薬物代謝酵素の生合成が誘導され，代謝産物が増加することがあり，こ
れを酵素誘導と言う。また，逆に，代謝産物によって酵素反応が阻害を
受けることもある。

　食品成分が影響を与える例として，グレープフルーツジュースに含ま
れるフラノクマリン類が CYP3A4 の活性を阻害することが知られてい
る。高血圧の治療に用いられるカルシウム拮抗薬の一部は，肝臓に多く
存在する CYP3A4 によって代謝を受けるが，グレープフルーツジュー
スに含まれるフラノクマリン類が CYP3A4 を阻害する。そのため，薬

の代謝が阻害されて，薬が体内に長く留まることになり，必要以上に薬効が出てしまう可能性があり，注意が必要である。このように，薬物代謝酵素と化学物質の代謝は密接な関係がある。

3.4　排泄（Excretion）

化学物質（生体異物）の排泄経路はいくつかあるが，腎臓から尿中へ排泄される経路と胆汁へ排出される経路が主要なものである（表2－3）。

(1) 尿中排泄

肝臓で代謝を受けた代謝産物，または代謝を受けなかった物質も，腎臓へと輸送される。腎臓に入る血液は腎動脈から輸入細動脈へ入り，腎小体でろ過され，輸出細動脈から出ていく。

腎小体は，糸球体とボーマンのうで形成されており，1日に約160Lの原尿ができるが，尿細管で再吸収され，尿として排泄されるのは1日に1～1.5Lである。血液中の多くの薬物（化学物質）は糸球体でろ過を受けた後，尿細管へと移行する。糸球体ろ過では，分子量60000以下（血漿中タンパク質アルブミンの分子量以下）の分子は透過する。尿細

表2－3　化学物質の主な排泄・移行経路

経路	特徴
糸球体ろ過	・電荷，形状などが障害とならない限り分子量60000以下のすべての物質 ・血漿タンパク質への結合により変化
尿細管再吸収	・受動拡散（水の再吸収により原尿中の物質は濃縮され，再吸収されやすくなる）またトランスポーターによる能動輸送 ・脂溶性，非解離形分子が再吸収されやすい
尿細管分泌	・トランスポーターによる能動輸送 ・分泌され尿中で完全に解離した物質は受動的再吸収は受けない
胆汁排泄	・分子量350～700くらいの化合物および極性の高い抱合代謝物は胆汁排泄されやすい ・トランスポーターによる能動輸送

管では，水，グルコース，アミノ酸，Na^+, Cl^-, K^+, HCO_3^- が再吸収される。

原尿から水が再吸収されると化学物質は濃縮され濃度が高くなる。

尿細管における再吸収では，生体異物に対するトランスポーターなどは存在しないため，化学物質は，単純拡散が主たる経路であり，尿中での濃度が高くなると再吸収を受けやすくなる。単純拡散が主たる再吸収経路であるため，脂溶性の高い物質ほど再吸収されやすく，極性の高い物質は再吸収されにくい。そのため，脂溶性の高い物質はほとんど尿中に排泄されない。また，非解離形分子は再吸収されやすい。

尿細管分泌は，種々の薬物トランスポーターによる能動輸送によって，尿酸，NH_4^+ などが血中から尿細管に分泌される（図2-4）。

肝臓で代謝された化合物は，第Ⅰ相，第Ⅱ相反応を触媒する酵素群に

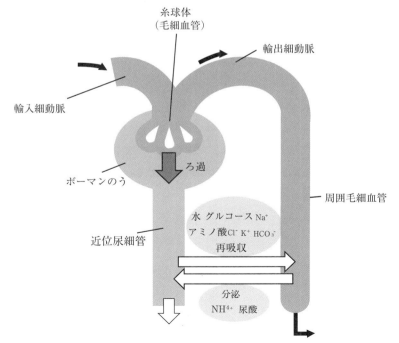

図2-4　腎臓における吸収と分泌

よって極性の高い化合物に変換されていることが多く，ほとんどは再吸収されないと考えられる。

(2) 胆汁への排泄

胆汁は肝細胞から分泌され毛細血管を通って胆管に入り，胆のうに貯留された後十二指腸へ分泌される。胆汁には胆汁酸，コレステロール，レシチン，ビリルビンが含まれていて，このうち胆汁酸は界面活性作用を有している。

分子量 350 以下の低分子の化学物質は腎排泄されやすく，肝臓からは，分子量 350 ～ 700 くらいの化合物および抱合体になった化合物が胆汁中に排出されやすい。胆汁排泄は，トランスポーターによる能動輸送である。

学習課題

体内に取り込まれた生体異物に対して，生体が示す防御反応について調べてみましょう。

参考文献

1. 日本毒性学会教育委員会編『トキシコロジー〔第 3 版〕』（朝倉書店，2018 年）
2. 『栄養科学シリーズ　NEXT 栄養薬学・薬理学入門〔第 2 版〕』（講談社，2020 年）

3 | 化学物質の代謝　無機化合物を中心に

南　道子

《学習のポイント》　食品に含まれるヒトにとって必要な金属元素と非必須金
属元素があることを知る。健康被害を起こす化学物質の体内での代謝，過剰
摂取による健康被害の内容について学ぶ。
《キーワード》　吸収経路，摂取状況，代謝，健康被害

1. はじめに

　私達の体を構成している元素は，金属元素と非金属元素に分けられる。
同じような用語にミネラルがあり，ミネラルは金属と非金属を合わせた
用語である。生体は主に非金属で構成されていると言ってもよく，タン
パク質，脂質，炭水化物を構成する炭素（C），窒素（N），酸素（O），
水素（H）とそれに結合している硫黄（S），リン（P）などで，全体で
生体のほぼ9割以上を占めている。骨を構成しているカルシウムや細胞
内のカリウム，マグネシウムは生体内で多く存在する金属元素である。
金属は，
　　①延ばしたり曲げたりして加工できる
　　②電気を通し，熱伝導性を持つ
　　③水に入れると陽イオンになる
　　④水銀を除いて常温で固体
という四つの特徴を持っている。

重金属とは，金属のうち比重が４以上の金属で，主なものに鉄，鉛，銅，銀，亜鉛，ヒ素，マンガン，コバルト，クロム，カドミウム，金，水銀，セレン，ニッケル，モリブデン，タングステン，スズ，ビスマス，ウラン，プルトニウムなどが挙げられる。生体にとって必須なのは鉄，亜鉛，銅，マンガン，コバルト，クロム，セレン，モリブデンなどである（表３－１）。それら重金属は地球上に存在していたものを，人が豊かな暮らしを求めたため，産業の発達時に採掘後，精錬・加工した。その結果，工程中に環境中に放出された。図３－１のように，河川に流れ出た場合

表３－１　主な重金属の体内存在量と地殻中濃度

	人体内存在量 （mg）	地殻中濃度 （％）
鉄	4500	4.70
亜鉛	2000	0.004
銅	80	0.01
マンガン	15	0.09
モリブデン	9	0.0013
コバルト	2	0.004
クロム	2	0.02
鉛	120	0.0015
カドミウム	50	0.00005
バナジウム	18	0.015
ニッケル	10	0.01
スズ	6	0.004

※□の重金属は現時点で人体の必須金属
※ミネラルの事典：糸川嘉則編集　朝倉書店（2003 年）の表の一部を引用

（出所）　食品安全委員会「重金属とは？　そのリスクとは？」
chrome-extension://efaidnbmnnnibpcajpcglclefindmkaj/
https://www.fsc.go.jp/sonota/kikansi/15gou/15gou_8.pdf

には，その水を農耕に使用すると，その作物や牧草に化合物が蓄積され，海に流れ出せば魚介類に濃縮する。私達は知らずに健康被害を起こす化合物を含んだ食品を長期間摂取し，体に残留した場合，健康被害を起こす。一方，生体内では体に有益でない金属を体外へ排出するシステムも存在する。

重金属による中毒の歴史は，18 世紀に「働く人の病気」という本の中で，金属中毒の様々な症状を記録している。日本では江戸末期の金山や銀山などの鉱山の労働者に鉛，水銀，砒素の中毒症状が記録に残されている。20 世紀は，化学工業が発展し，それに伴って金属類の使用が

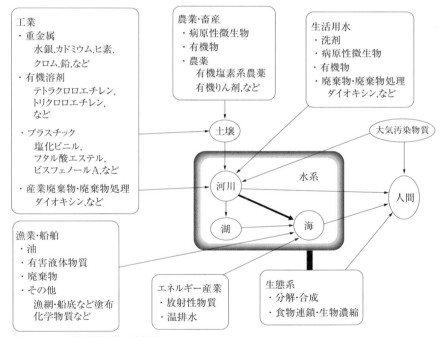

図 3－1 化学物質の循環
（出所）　加須屋実「水質汚染　図 1．環境汚染物質による水質汚染」，松島綱治編『分子予防医学』（医学書院，1999 年）p.101

増え，様々な製品への応用がなされ，その結果，製造に携わる人の重金属による中毒患者が認められるようになった。また，重金属を扱う工場から重金属が排出され，環境汚染を引き起こし地域住民への様々な公害病をもたらす結果となった。また環境汚染とは違うが，食品の製造過程で健康被害を起こす金属が混入すると，その食品を購入した人に被害をもたらすので，被害者が多くなり社会問題となる。

重金属の長期の過剰摂取で下記に示す四つの臨床症状が見られる。

①生殖毒性，②神経毒性，③アレルギー性，④発がん性である。

①生殖毒性は主に，鉛，カドミウム，マンガンが知られている。トリブチルスズは内分泌撹乱作用があるが，この章で取り扱うダイオキシン類の一部にも同じ作用が見られる。

②神経毒性はヒ素，鉛，水銀，マンガンによるものが知られている。その他アルミニウム，タリウムで自律神経および末梢神経障害が認められている。

③アレルギー性は，白金，ニッケル，クロム　コバルトの長期曝露で起こる。水銀は，外来性の抗原として作用することが分かっている。

④発がん性は，IARC（国際がん研究機構）によりグループ1（ヒトに対して発がん性を疑われている）には，ヒ素化合物，六価クロム化合物，ニッケル化合物，ベリリウム化合物，カドミウム化合物の長期曝露によることで起こるとされている。この章で扱うダイオキシン類の一部もここに分類されている。

グループ2B（ヒトに対して発がん性を示す可能性が高い）はコバルト化合物，鉛化合物，メチル水銀化合物である。

以上の重金属やその化合物による発がん機構は，考えられる一つには，金属イオンの触媒作用により生体内で反応性に富むヒドロキシラジカルや一重項酸素などの活性酸素が発生し，DNAに損傷を

与えて発がんに至る可能性である。

本章では，日本で起きた食品公害で重金属を中心に過剰（中毒）症状を例に挙げて解説する。

2. 鉛

(1) 用途

鉛は古くから多くの用途があり，紀元前3000年頃のエジプトで利用されていた。また，ローマ帝国では鉛の水道管やゴブレットに使用され，江戸時代の日本では役者の白粉，海外では鉛入りのペンキにより，中毒や中毒を疑わせるような症状が出ている記述が残っている。バッテリー，鉛管，セラミック，塗料に用いられている。鉛はほとんどが無機鉛化合物として私達の身の回りに存在している。かつては鉛を用いた釣りのおもり，ハンダ，銃弾，鉛蓄電池の電極などがあったが，現在では鉛を含有しない製品が開発されている。

(2) 過去の中毒例

ヒトは生活の中で鉛に曝露されており，大気，食品（図3－2），水などがその供給源である。古くからその害について知られており，古代ギリシャでもヒポクラテスが鉛疝痛や貧血について記述している。ガソリンに含まれる鉛による大気汚染のひどかった時代には，鉛は呼吸によって大気から吸収された。気道や肺から吸収され，血液中に移行する。また食品や井戸水に含まれる鉛は，年齢が低いほど小腸からの鉛の吸収率が高いため，知能などとの関連が調査された。CDC（アメリカ疾病管理予防センター）では小児の血中濃度が$10\mu g/dL$を超えると，当該幼児の鉛の摂取経路の調査やその後の対策を立てることを提唱し，現在はこれを参考にしている国が多い。

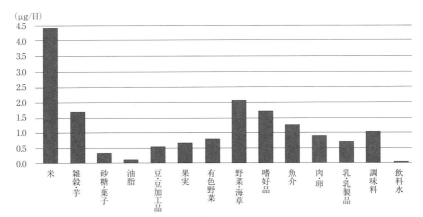

図3-2 食品からの1日当たりの鉛摂取量
(出所) 農林水産省「食品からの鉛摂取量」https://www.maff.go.jp/j/syouan/nouan/kome/k_pb/exposure.html#2

(3) 代謝

　鉛の吸収経路は主に呼吸器から体内に入る過程と，食物に含まれて消化器から吸収され血液を介して各臓器運ばれる過程がある。呼吸器から吸入された鉛はすみやかに吸収されるが，食事由来のものは，食事の状態，年齢，栄養状態，鉛の粒子の大きさやその食餌の中での溶解性に依存して吸収される。乳幼児期には摂取量の約5割量を腸から吸収する。血中では主に赤血球に含まれ体内を循環し排出される。骨や軟組織である肝臓や腎臓にも分布し，数か月残留し，一部吸収された鉛は，軟組織と骨に沈着する。

(4) 健康への影響

　大量に摂取された時の急性期の症状としては，腎臓での近位尿細管障害が起こる。その結果，尿酸の分泌低下，高尿酸血症，アミノ酸尿，腎性糖尿などを起こす。

長期の曝露での自覚症状は，貧血のほかに，食欲不振，便秘と腹部の疝痛，四肢の知覚異常がある。

発がん性に関しては，動物実験で腎臓がんを起こすが，ヒトでは疫学調査の結果から，腎臓・肺・胃にがんをもたらす可能性が示唆されている。このように実験動物に対して発がん性を認めているが，ヒトに関しては証拠が不十分で国際がん研究機関（IARC）はヒトに対して発がん性がある可能性がある（グループ2B）と評価している。

神経毒性として末梢神経，中枢神経への影響が挙げられ，特に中枢神経への影響が顕著である。一時は，鉛中毒とIQの関係が注目され，動物実験なども行われ，その結果，学習や記憶は鉛に曝露された影響があったとしている。幼児期は低濃度で影響を受け，幼少期の曝露が成人期になっても影響を及ぼすことが分かっている。また，胎児期には胎盤を通して吸収が増大する。

3. ヒ素

(1) 存在・用途

ヒ素は他の金属と違い，重金属ではなく金属と非金属の中間の半金属に属している。地球上では，岩石に主に無機ヒ素として存在している。ヒ素には，無機ヒ素と有機ヒ素があり，無機ヒ素化合物はヒポクラテスの時代に，皮膚病の治療薬に使用したという記録がある。また，化粧品にも配合されていた。抗がん剤や放射線治療方法が開発するまで白血病の治療薬でもあり，現在でも三酸化ヒ素は急性骨髄球性白血病の患者の治療薬として用いられている。

日本では出雲の国の石見の銀山から得られたヒ素を原料に作られた三酸化ヒ素を「猫いらず」と称し，石見銀山の名前で殺鼠剤として売られていた。現在では，無機ヒ素化合物は様々な産業で用いられており，殺

虫剤，殺鼠剤，除草剤，材木の防腐剤，塗料などに利用されてきている。
　戦時中は化学兵器の原料としても用いられ，瀬戸内海の黒島の日本軍の化学兵器工場では，マスタード類，ジフェニルアルシンを三酸化ヒ素を使って製造していた。

(2) 過去の中毒例

　宮崎県の土呂久鉱山では，三酸化ヒ素の生産を行っており，戦後これらの化学兵器は各地に遺棄された。日本では昭和30年に，調製粉乳の製造工程で混入したヒ素で，13000人以上の被害者を出した。海外では，現在でもヒ素濃度の高い井戸水を飲まざるを得ない人がおり，世界中で数千万人以上が慢性無機ヒ素中毒に悩まされている。

(3) 代謝

　無機ヒ素化合物は経口摂取した場合，水溶性の程度により小腸より吸収され，赤血球と結合し肝臓・腎臓・脾臓肺・消化管粘膜に移行する。
　無機ヒ素化合物の解毒は肝臓でメチル化され，最終的にメチルアルソン酸とジメチルアルシン酸になり体外に代謝されると考えられているが，完全に解明されていない。通常は3〜5日で尿中に，一部が便や胆汁，汗，乳汁中に排泄される。

(4) 健康への影響

　ヒ素の摂取状況であるが，主な摂取源である魚介はアルセノベタインとして水溶性のヒ素を含んでいる（図3－3）が，毒性は低い。また海藻も毒性の低いヒ素（アルセノシュガー）を含んでいるが，ヒジキは例外で無機ヒ素の含有量が高いので過剰摂取を防ぐ必要がある。元素状態のヒ素は，溶解性がないために毒性を持たない。ヒ素には複数の原子価

があるために様々な化合物が存在する（図3－4）。有機ヒ素化合物はほとんど毒性を持たないが，無機ヒ素化合物は毒性を持ち，ヒ化水素（アルシン），三酸化ヒ素，三酸化二ヒ素，五酸化ヒ素がある。中でもアルシンは最強の毒性を持つと言われている。重症の場合は腎不全を起こして死亡する。

　急性中毒で，腹痛，悪心，吐き気，下痢，腎障害などの症状が現れる。ヒ素中毒の直接の原因物質はメチル亜ヒ酸によるもので，多くの酵素に存在するSH基との親和性が高く，酵素活性を阻害することにより毒性を発揮する。ピルビン酸脱水素酵素などが阻害されると，細胞のエネルギー産生に障害を起こし，細胞死に至る。慢性的に無機ヒ素化合物を摂取すると脱力感・食欲不振・易疲労感，腹痛を起こす。またヒ素黒皮症という色素沈着が見られる。その他に肝硬変・腎障害が見られる。IARCではヒ素及びヒ素化合物はヒトに対する発癌性があるとしてグループⅠに分類している。

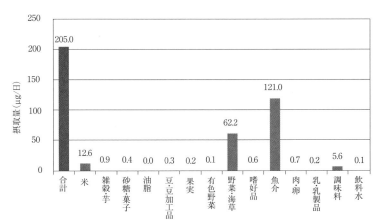

図3－3　マーケットバスケット方式により推定された1日・1人当たりの総ヒ素摂取量
　　　　（平成20～29年度厚生労働科学研究の結果を元に、農林水産省が計算）
（出所）　農林水産省　https://www.maff.go.jp/j/syouan/nouan/kome/k_as/exposure.html

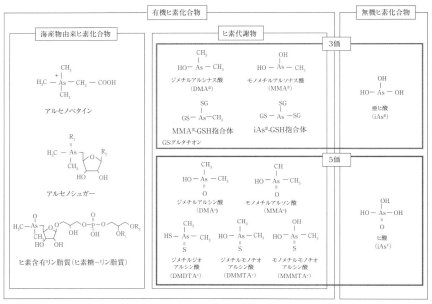

図 3－4　自然界および生体内中のヒ素化合物
(出所)　国立環境研究所　https://www.nies.go.jp/kanko/news/34/34-3/34-3-04.html

4．カドミウム

(1) 存在・用途

　カドミウムはドイツの鉱物学者によって酸化亜鉛の中の不純物として発見された。カドミウムの用途は電池，合金，メッキ，顔料，自動車部品，カメラ部品，合成樹脂の安定剤，原子炉の制御棒など様々な用途がある。カドミウム塩は顔料や半導体に用いられている。また，カドミウムはすべての食品中に存在している。日本人の主食である米のカドミウム濃度はあまり高くない。しかし，生涯を通じて体に取り込まれ，含有量としては微量であるが長期曝露による健康被害が問題となって（表 3

第3章　化学物質の代謝　無機化合物を中心に　│　**57**

表3－2　カドミウムによる健康障害

吸入 （職業病としてのカドミウム中毒）	曝露量	経口摂取 （公害としてのイタイイタイ病）
弱い腎尿細管障害	少	弱い腎尿細管障害
弱い肺機能変化		腸管からのカルシウム吸収の減少
腎結石		
腎尿細管障害		腎尿細管障害
カルシウムとビタミンD代謝の変化		カルシウムとビタミンD代謝の変化
肺気腫	↓	腸管粘膜の障害
前立腺がん		
肺がん		
貧血		貧血
（尿毒症）		
骨軟化症と骨粗鬆症	多	骨軟化症と骨粗鬆症

(出所)　及川伸二他「生体にとっての微量元素と重金属による生体侵襲分子機序　表7. カ
　　　　ドミウム暴露による慢性中毒症状の量—反応関係」『分子予防医学』（医学書院,
　　　　1999年）p.61

－2），国では昭和45年に玄米で1mg/kgを超える米を流通させてはな
らないとした。

(2) 過去の中毒例

　日本では，カドミウムの過剰摂取により，富山県の神通川流域で大正
時代から昭和40年代にイタイイタイ病が発生したが，鉛と同じように
腎尿細管障害を生じ，骨軟化症が主な症状を起こす。認定患者数は201
人で，特に35歳から更年期にかけての多産の女性が多く，進行すると
少しの動作でも体に痛みがあり骨折するようになる。神通川上流の鉱業
所の事業活動によって排出した工場用水を含んだ水を生活用水や農業用
水として利用していたことで，体中のカドミウム濃度が非常に高くなっ
た。

(3) 代謝

　カドミウムは，肺，経口，皮膚から体内に吸収される。カドミウムの粉塵は，ダストのように鼻から吸収されると，肺より吸収され，いずれも1割程度が生体内に吸収される。タバコの煙の中にカドミウムが含まれているので，喫煙者のカドミウム摂取が非喫煙者よりも多いことが知られている。食品から経口摂取により1〜5％が消化管より吸収され，肝臓と腎臓に集まる。肝臓で分子量6000〜7000のタンパク質であるメタロチオネイン（図3-5）と結合して，主として尿に排泄される。メタロチオネインはシステインを30％含み亜鉛，銅，カドミウムなどを11％含むことができる。しかし，メタロチオネインの存在量以上の金属は常時多量摂取で腎臓に障害が出ることが分かっている。カドミウムは，摂取量が排泄量よりも上回るので，生後より徐々に生体内に蓄積されると考えられている。動物実験では，カルシウム，鉄，タンパク質不足はカドミウムの吸収を上昇させる。ヒトでの半減期は20〜30年と言われている。

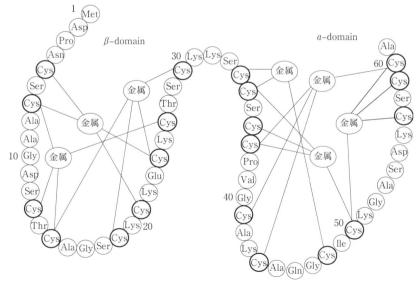

図3-5　金属と結合したメタロチオネインの構造
（出所）　及川伸二他「生体にとっての微量元素と重金属による生体侵襲分子機序　図1. 重金属7原子と結合したメタロチオネインの構造」『分子予防医学』（医学書院，1999年）p.53

（4）健康への影響

　急性毒性は，粉塵として吸収されると，肺胞および消化管に作用をし，呼吸困難や腹痛の症状を起こし，大量に摂取するとショック症状も呈する。軽症では間質性肺炎や肺浮腫の症状を呈する。

　慢性的な摂取で，呼吸器では鼻，咽頭，喉頭の炎症，肺気腫が起こるが，カドミウムは腎臓の近位尿細管に蓄積して摂取量が多いほど尿細管細胞に毒性を発揮する。その結果，尿濃縮能の低下を伴う再吸収阻害でカルシウムやリンの尿中排泄が増加し，血中濃度が低下する。また，カドミウムは腎尿細管での活性型ビタミンDの産生を抑制して，消化管からのカルシウムの吸収を低下させるで，カルシウムが体内に吸収されず早期に骨粗鬆症となる。これがイタイイタイ病の原因である（表3－2）。

　動物実験では肺，精巣，前立腺，皮下，筋肉などに様々な箇所に腫瘍が起こっている。IARCでは，ヒトに対して発がん性のある物質（グループ1）としている。図3－6に示すように近年，食品からの摂取量は減少している。

5. 水銀

（1）存在・用途

　水銀は3000年前からギリシャで用いられた記録が残っている。水銀は，人類が工業を発展させたことで環境を汚染し，大気，海洋，陸地で拡散し，野生動物や魚の体内に蓄積している。その結果，水銀の存在しないはずの北極も水銀による汚染があり，水銀の拡散が世界規模であることを示している。水銀は自然状態において主に下に列挙した様々な形態で存在している。

　①金属蒸気，液体，水銀元素。

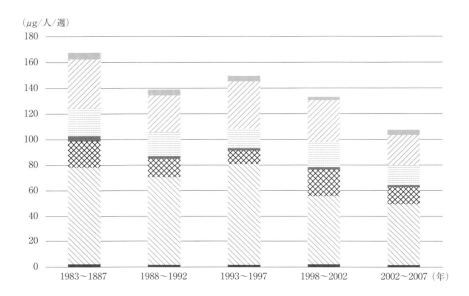

図3-6 カドミウムの1日摂取量年次推移
(出所) 独立行政法人福祉医療機構「薬事・食品衛生審議会食品衛生分科会食品規格部会資料」(平成20年10月22日開催)
https://www.wam.go.jp/wamappl/bb11gs20.nsf/0/8d6d8dd59e522bf7492574ec000b9e03/$FILE/20081024_2shiryou4~8.pdf から著者改変。

②水銀含有鉱物に結合した状態。

③溶液中のイオンまたはイオン化合物(無機もしくは有機塩)に結合した状態。

④可溶性イオン錯体。

⑤ガス状または溶解非イオン有機化合物。

⑥イオン吸着,求電子吸着,親油性吸着により無機または有機粒子/物質に結合した状態。

水銀元素及び水銀化合物は現在でも工業や農業など様々な産業で利用

されている。水銀元素は測定制御圧力計，温度計，歯科用アマルガム充填材，蛍光灯に用いられている。熱すると気化しやすい。2017年に「水銀に関する水俣条約」が発効され，令和4年には「水銀汚染防止法」が施行され，水銀使用製品の製造が禁止された。

無機水銀は土壌では土壌中の細菌によりメチル水銀になる。また，海洋では海水中の微生物によりメチル水銀になり，魚の体に蓄積することが知られ，食物連鎖によりメカジキやサメなどの大型の魚類の生体内に蓄積するため，ヒトでは食物による水銀中毒の原因となっている。図3－7は水銀が海水や大気で有機水銀が様々な形で循環していることを示す図である。

妊婦への魚類の摂取について，胎児に移行することから，厚生労働省では，妊婦に対するパンフレット（「これからママになるあなたに」）で1週間の摂取量の目安を示している。

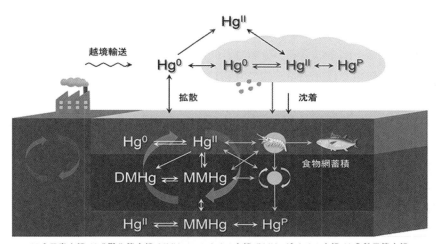

Hg⁰:元素水銀, Hgⁱⁱ:酸化態水銀, MMHg:モノメチル水銀, DMHg:ジメチル水銀, Hgᴾ:粒子態水銀

図3－7　形態変化を伴う地球規模の水銀循環と海洋生物への移行
（出所）　国立環境研究所「地球規模の水銀循環と動態予測」
https://www.nies.go.jp/kanko/news/40/40-6/40-6-04.html

(2) 過去の中毒例

有機水銀化合物は1950年代に日本で発生した水俣水銀中毒事件がある。水俣では工業のアセトアルデヒド生産の副産物である有機水銀が工場排水として湾内に排出された。それにより，湾内に存在する魚に食物連鎖により高濃度でメチル水銀が蓄積し，魚を食べる頻度の高い住民に神経障害を発症させた。イラクでは，有機水銀化合物を含む小麦粉でパンが製造され，摂取した人に被害が出ている。

(3) 代謝

金属水銀は，経口摂取後ほとんど吸収されず，糞中に排泄される。気体の場合，吸収されてから肺から速やかに吸収され，赤血球や肝臓や腎臓をはじめ，ほとんどの組織に分布する。血液脳関門を通過し，大脳や小脳皮質を中心に中枢神経系に影響を及ぼすことが分かっている。金属イオンは，主にメタロチオネインと結合して尿中に排出される。

無機水銀化合物は経口摂取後に消化管より速やかに吸収される。塩化第二水銀は塩化第一水銀に比べ水溶性が高いので吸収がよい。

有機水銀化合物は経口接種された場合，消化管より吸収され，肝臓を経て，メチル水銀は全身へ分布される。胎盤を通過するので胎児にも分布する。血中ではメチル水銀の9割以上は赤血球に存在し，脂溶性であるために血液脳関門を通過して中枢神経に分布する。また，メチル水銀は胆汁中に排泄されと腸肝循環をするので半減期が非常に長くなる。メチル水銀以外の水銀化合物であるエチル水銀は半減期が短く，メチル水銀に比べて水銀と炭素の結合が弱く，生体内では速やかに水銀イオンとなるために，中枢神経系にはあまり分布しないということが知られている。

（4）健康への影響

　水銀元素は液体で，経口摂取しても消化管からほとんど吸収されず，毒性を発揮することはまれである。しかし，盲腸や小腸では徐々に酸化されると，二価の水銀化合物に変化してから吸収され，毒性を発揮することもある。

　気体の水銀元素は水銀イオンに変化すると，中枢神経の中のタンパク質のSH基と強く結合して毒性を発揮する。吸入によって中枢神経毒性を起こす。また，体内では酸化して一価の水銀や2価の水銀イオンに変化すると，腎臓に蓄積して毒性を発揮する。

　無機水銀は，腎臓に蓄積して腎毒性を発揮する。

　有機水銀のうち，メチル水銀は，経口摂取後に数週間から数か月で錯視，進行性視野障害，聴力障害，運動失調などの中枢神経症状が現れるハンターラッセル症候群の症状を呈する（図3－8）。また，メチル水

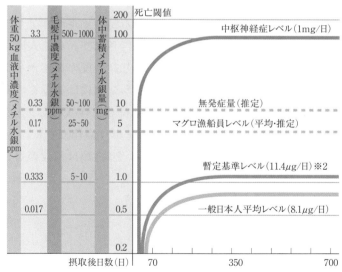

住野公昭：微量水銀の健康影響、環境保健レポートNo.55,185,1989（財団法人日本公衆衛生協会）を一部修正
（注）摂取した水銀はすべてメチル水銀と仮定して換算

図3－8　メチル水銀量と病状
（出所）　食品安全委員会 https://www.fsc.go.jp/sonota/kikansi/4gou/4gou_6.pdf

銀の周産期の経口摂取により，出生時に精神遅滞や脳性麻痺が生じ，これは胎児性水俣病患者の症状である。発がん性の不十分な証拠があるとして IARC では 2B に分類されている。

6. ダイオキシン類

(1) 存在・用途

　一般に，ダイオキシン類は燃焼に伴って発生し，都市ゴミ焼却工場だけでなく，産業廃棄物の焼却，金属精錬や鉛添加ガソリン使用の自動車の排気ガスや野焼きによっても発生することが知られている。現在，ダイオキシン類はほとんどが大気に排出されるが，かつて除草剤中に不純物として含まれていたこともあり，土壌汚染も知られている。

　日本のゴミの発生量は約 4,000 万トン／年と先進国の中でも多い方で，その約 7 割以上が焼却処分されている。それゆえ日本の大気中のダイオキシン類の濃度は先進国でも高い方である。環境中のダイオキシン類は食物連鎖により濃縮され，連鎖の上位にいる鯨，イルカ，アザラシ，北極グマ等で高濃度のダイオキシン汚染が報告されている。人間も，また，食物連鎖の高位にあり，普通の人でもかなり高濃度のダイオキシン類が血液や母乳から検出されている。ダイオキシン類には数多くの異性体があり，ポリ塩化ジベンゾパラジオキシン（PCDD）75 種，ポリ塩化ジベンゾフラン（PCDF）135 種類，コプラナーポリ塩化ビフェニル（PCB）十数種類(図 3 − 9)のうち環境残留性が高い 29 種類は行政の対象となっている。

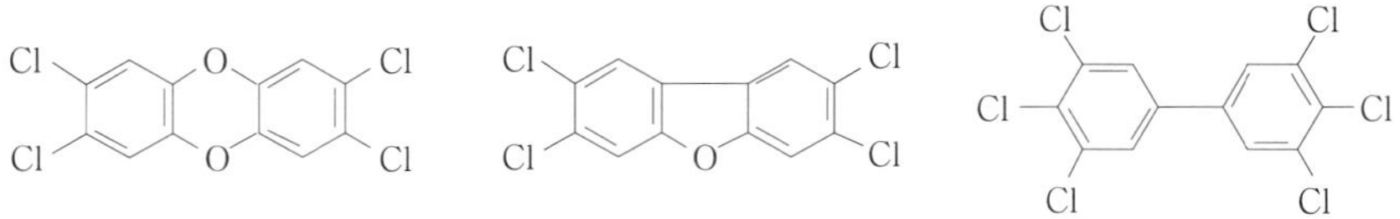

2.3.7.8-テトラクロロ
ジベンゾ-*p*-ジオキシン
（2.3.7.8-TCDD）

2.3.7.8-テトラクロロ
ジベンゾベンゾフラン
（2.3.7.8-TCDF）

3.4.5.3′.4′.5′-ヘキサクロロ
ビフェニル
（コプラナーPCBの一つ）

図 3 − 9　ダイオキシン類の代表的な構造
（出所）『分子予防環境医学』（本の泉社，2003 年）

（2）過去の中毒例

有名なものに，アメリカで使用された除草剤中の不純物であるダイオキシン類によってヒヨコが大量に弊死した事件（1957年），ベトナム戦争（1962-72年）中にアメリカ軍が行った枯れ葉作戦に用いられた除草剤（オレンジエージェント）中の不純物であるダイオキシン類によりベトナム住民及びアメリカ軍人が被害を受けた事件，イタリアのセベソの農薬工場の爆発事故による汚染と工場周辺住民の被曝（1976年）など，いくつも汚染事故が報告されている。1968年の日本でもKライスオイルによる油症事件，1979年の台湾の油症事件もPCDFを主原因物質とするダイオキシン類による中毒事件である。これらは，米ぬかから抽出したライスオイルの脱臭工程で使われていた熱媒体（PCB）がライスオイル中に漏れ汚染した事件である。この熱媒体中には加熱使用中に生成したPCDF, PCDDやPCQ（ポリ塩化クアテルフェニル：PCBの2量体）も含まれていた。日本での被害者は1500人にのぼった。

（3）代謝

ヒトの体内のダイオキシン類の90％以上が食物を介して取り込まれると言われている。食品の中では，ダイオキシン類は魚介類，肉類，乳及び乳製品に多く検出され，また，野菜類にもわずかながら検出されることがある。海水や海の底質にあるダイオキシン類は魚介類へ移行しやすいので，魚介類の摂取量が多い日本人はダイオキシン類を魚から主に摂取している（図3－9）。吸収経路は経口で体内に取り込まれた場合，ダイオキシン類は消化器から，大気から摂取された場合は肺から，また皮膚からも吸収され体内に入る。肝臓では薬物代謝酵素の働きで徐々に分解される。半減期は，平均で6～10年と長く，この間体に様々な影響を及ぼし続ける。様々な臓器に分布するが，主として脂質に蓄積され

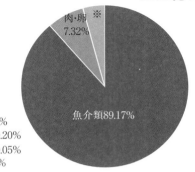

図3－10　日本におけるダイオキシン類の1日摂取量（2020年度）
（出所）　環境省「令和4年ダイオキシン類の調査結果」
　　　　https://www.env.go.jp/policy/hakusyo/r04/html/hj22020501.html

ていると考えられている。脳血管関門も通過することが知られており，出産とそれに続く母乳の分泌は，体内に蓄積されたダイオキシン類の大きな体外排出である。人体に取り込まれたダイオキシン類は，皮脂に含まれ体表面から体外へ排出されるが，さらに毛髪や爪にも分布することで体外へ排泄される。糞便を介しても排出される。

(4) 健康被害

　動物実験では，急性期及び低濃度の長期曝露の症状として，性ホルモンのバランス異常による生殖障害，脂肪細胞への蓄積と胸腺や脾臓の萎縮とそれによる免疫力の低下，肝臓の機能低下などが起き，ヒトでも同じではないかとの見方がある。また長期曝露で発がん性や催奇形成が起きる。そのためIARCではグループ1に分類している。

　胎盤を通過するので，感受性の高い時期に暴露されると，思春期までその影響が続くと言われている。出生後，皮膚の色素沈着やアレルギー，

第3章　化学物質の代謝　無機化合物を中心に　|　**67**

内分泌疾患症状が出る。毒性は相加するので，2,3,7,8 テトラ塩化ジベンゾパラジオン（TCDD）の毒性を1として毒性等価係数が表3－3のように決められている。環境中に，これら数多くの同族体が混在し，これらが生命や健康に重大な影響を与える可能性がある物質であることから，ダイオキシン類特別措置法が1999年に7月に制定され，摂取状況調査では1日の摂取量は減少している（図3－11）。

表3－3　塩素化ダイオキシン類の毒性等価係数（TEF）

	化合物	TEF 値
PCDDs （ポリ塩素化ジベンゾ - パラ - ジオキシン）	2,3,7,8-TeCDD	1
	1,2,3,7,8-PeCDD	1
	1,2,3,4,7,8-HxCDD	0.1
	1,2,3,6,7,8-HxCDD	0.1
	1,2,3,7,8,9-HxCDD	0.1
	1,2,3,4,6,7,8-HpCDD	0.01
	OCDD	0.0001
PCDFs （ポリ塩素化ジベンゾフラン）	2,3,7,8-TeCDF	0.1
	1,2,3,7,8-PeCDF	0.05
	2,3,4,7,8-PeCDF	0.5
	1,2,3,4,7,8-HxCDF	0.1
	1,2,3,6,7,8-HxCDF	0.1
	1,2,3,7,8,9-HxCDF	0.1
	2,3,4,6,7,8-HxCDF	0.1
	1,2,3,4,6,7,8-HpCDF	0.01
	1,2,3,4,7,8,9-HpCDF	0.01
	OCDF	0.0001
Co-PCB （コプラナーポリ塩化ビフェニル）	3,4,4',5-TeCB	0.0001
	3,3',4,4'-TeCB	0.0001
	3,3',4,4',5-PeCB	0.1
	3,3',4,4',5,5'-HxCB	0.01
	2,3,3'4,4'-PeCB	0.0001
	2,3,4,4',5-PeCB	0.0005
	2,3',4,4'5-PeCB	0.0001
	2'3,4,4'5-PeCB	0.0001
	2,3,3',4,4',5-HxCB	0.0005
	2,3,3'4,4',5'-HxCB	0.0005
	2,3'4,4',5,5'-HxCB	0.00001
	2,3,3',4,4',5,5'-HpCB	0.0001

（出所）　環境省「毒性等量（TEQ）について」
https://www.env.go.jp/air/report/h16-12/15.pdf

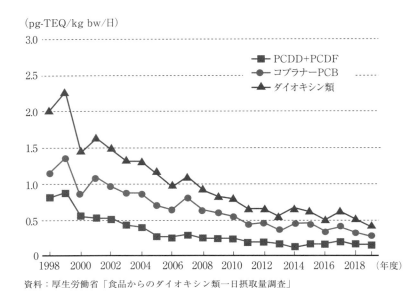

図3－11　食品からのダイオキシン類の1日摂取量の経年変化
（出所）　環境省「令和4年ダイオキシン類の調査結果」
　　　　https://www.env.go.jp/policy/hakusyo/r04/html/hj22020501.html

7．まとめ

　私達の体は，様々な元素で構成されている。タンパク質，水，脂質少量であるが炭水化物を構成しているのは炭素，水素，酸素，窒素であり，それらで9割以上占められているのは，はじめにで記述したが，それ以外の4％の内訳は，含有量の多い順にカルシウム，リン，カリウム，イオウ，ナトリウム，塩素，マグネシウム，鉄，マンガン，銅，ヨウ素，コバルト，亜鉛，フッ素，セレン，クロム，モリブデンなどの金属が確認されている。これら以外にもヒ素は10億分の1程度の量が存在しているので，なんらかの必須性があるのではないかと考えられている。こ

れら 4% 程度の含有量であるが，体内に存在する金属元素は重要な働き
をしている。

① 生体の構成成分としての役割を持っている（カルシウム，リン，マグネシウムなど）。

② 有機化合物の構成成分となっている（リン脂質，ヘモグロビンの鉄，含硫アミノ酸に含まれるイオウなど）。

③ PH や浸透圧の調節をしている（カリウム，ナトリウム，カルシウム，マグネシウム，リンなど）。

④ 神経・筋肉・心臓の興奮性を調節している（カリウム，ナトリウム，カルシウム，マグネシウムなど）。

⑤ 酵素の賦活剤（マグネシウム，銅，亜鉛，マンガン，カルシウムなど）。

⑥ 生理活性物質の構成成分（鉄，ヨウ素，亜鉛，モリブデンなど）。

生体は常に体内の恒常性を保つために，様々な生理機能を有している。今回取り上げた健康被害は，生体に存在しないか，または生体が持つ恒常性が乱されるほどの量を摂取したためにおきた中毒症といえる。

学習課題

表 3 - 1 の生体内で必須の重金属の体内での働きと過剰摂取による健康被害について環境省，食品安全委委員会，農林水産省，厚生労働省，消費者庁などの HP にアクセスして調べてみましょう。

参考文献

1. 国連環境計画　化学物質部門「世界水銀アセスメント」発行人：UNEP 化学物質部門，スイス，ジュネーブ 2002 年 12 月　20240125 閲覧 https://www.env.go.jp/chemi/tmms/1801/ref01.pdf
2. 「環境保健クライテリア 134 カドミウム」20240125 閲覧
   https://www.nihs.go.jp/hse/ehc/sum1/ehc134.html
3. 一般財団法人食品産業センター HACCP 関連資料 20240308 閲覧
   https://haccp.shokusan.or.jp/haccp/information/chemical_factor/metal/
4. 松島網治編集責任『分子予防環境医学研究会編　分子予防環境医学　生命科学の予防・環境医学への統合』（本の泉社，2003 年）
5. 松島網治編『分子予防医学』（医学書院，1999 年）
6. 国立環境研究所「国環研ニュース 34 巻　ヒ素の健康影響研究」
   240303 閲覧 https://www.nies.go.jp/kanko/news/34/34-3/34-3-01.html
7. 糸川嘉則編集『ミネラルの辞典』（朝倉書店，2003 年）
8. 農林水産省「消費・安全」https://www.maff.go.jp/j/syouan/index.html
9. 上条吉人『臨床中毒学』（医学書院，2009 年）
10. 南　道子編著『基礎栄養学』（医歯薬出版，2019 年）
11. 環境・衛生薬学トピックス「食品中のカドミウム」日本薬学会
    環境・衛生部会　ホームページ bukai.pharm.or.jp/bukai_kanei/Topics/Topics07.html

4 | 発がん物質

南　道子

《学習のポイント》　がんという病気の特徴について理解し，発症やがん細胞
の発生について理解するとともに，発症の原因になる食品も予防になる食品
もあることを知り，食品の正しい摂取が重要であると理解する。
《キーワード》　がん，発がん物質，放射線，食品成分，野菜，肥満

1. はじめに

　日本人の寿命は 2023（令和 4）年には，女性は 87.14 歳，男性は
81.09 歳となり世界的にみても長寿国になった。また，死因の第 1 位が
がんであり（図 4 - 1），高齢化社会を迎えたどの国でも重大な死因となっ
ている。日本では，2019 年度では，男性の 65％，2021 年度では女性の
51％ががんと診断され，男性の 4 人に 1 人，女性の 6 人に 1 人ががんで
亡くなっている。がんは遺伝子の変異が病気の原因であることは，現在
では多くの人が知るところである。

　実際の生活習慣の中でのがんは，P.Ptott が 1775 年に煙突清掃に陰嚢
皮膚がんが多発すると報告している。その後，それは煙突のススやタバ
コの煙が遺伝子の変異を起こし，その異常が発症の出発点で，長い年月
をかけて個体を死に至らしめることが分かった。

　がんの原因は煙突掃除によるもの以外に，住んでいる地域の大気汚染
などの生活環境，がんウィルス感染，喫煙や過度の飲酒，食生活などの

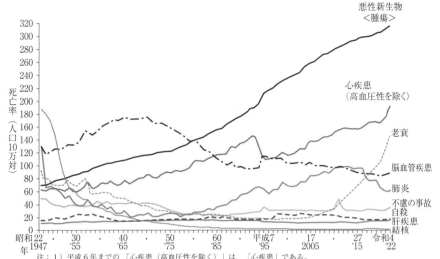

注：1）平成6年までの「心疾患（高血圧性を除く）」は，「心疾患」である。
2）平成6・7年の「心疾患（高血圧性を除く）」の低下は，死亡診断書（死体検案書）（平成7年1月施行）において「死亡の原因欄には，疾患の終末期の状態としての心不全，呼吸不全等は書かないでください」という注意書きの施行前からの周知の影響によるものと考えられる。
3）平成7年の「脳血管疾患」の上昇の主な要因は，ICD-10（平成7年1月適用）による原死因選択ルールの明確化によるものと考えられる。
4）平成29年の「肺炎」の低下の主な要因は，ICD-10（2013年版）（平29年1月適用）による原死因選択ルールの明確化によるものと考えられる。

図4-1　主な死因別に見た死亡率の推移
（出所）厚生労働省「人口統計」
https://www.mhlw.go.jp/toukei/saikin/hw/jinkou/geppo/nengai08/kekka3.html

ライフスタイルなどにもより起こることが時代を下ってから考えられるようになった。私達に活力を与え健康をもたらすと考えられていた食事ががんの原因ともなっている。

　長生きするということは，それら食生活を含む生活習慣や環境から影響を受ける回数が増えるので，遺伝子の変異を起こす可能性も増えることになり，がんを発症する人数が増大することになる。部位別のがん発生状況はその時代の生活や社会的な背景が反映されている（図4-2）。

　しかし，近年では，食品の中にはがんを防ぐ役割も果たしている可能性のある成分があることも明らかになった。正しい生活習慣や食生活の

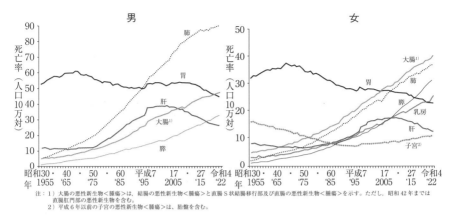

図 4 − 2　がんの主な部位別死亡率の推移（人口 10 万人当たり）
（出所）　厚生労働省「人口統計」
　　　　　https://www.mhlw.go.jp/toukei/saikin/hw/jinkou/geppo/nengai08/kekka3.html

知識を持って生活することは，個人レベルでがん予防を行えることだとも言える。

2．発がんの機序について

　私達の体は，受精卵が分裂・分化・増殖などを行って 37 兆個の細胞が臓器や筋肉などの組織や器官を形成し作られている。がん細胞はかつての私達の体の正常な細胞にゲノム変異が起こり，周りの細胞と似てはいるが，機能も本来の細胞とは異なる細胞が増殖を繰り返し，腫瘍を形成したものである（表 4 − 1）。がんは皮膚や胃などの上皮から発生した悪性の腫瘍をがんとし，筋肉や血管，神経などのがんを肉腫として区別しているが，どちらも固形のがんである。一方血液のがんである白血病や多発性骨髄腫などは血液のがんとして固形がんと区別している。

　また，細胞は再生や分化を行い，老化を起こして寿命を迎えるが，遺伝子が異常（変異）を起こしたがん細胞では，細胞の寿命が尽きた最終

表 4 － 1　がんの分類

分類		発生する細胞	がんの例	特徴
固形がん	がん	体の表面や臓器の粘膜などを覆っている細胞（上皮細胞）	大腸癌，肺癌，胃癌，乳癌，前立腺癌，膵臓癌，肝細胞癌など	• 周囲にしみ込むように広がる（浸潤） • 体のあちこちに飛び火して新しいがんのかたまりを作る（転移） • かたまりで増える
	肉腫	骨や筋肉などを作る細胞	骨肉腫，軟骨肉腫，脂肪肉腫，未分化多形肉腫，粘液線維肉腫，平滑筋肉腫など	
造血器腫瘍（血液のがん）		白血球やリンパ球などの，血管や骨髄，リンパ節の中にある細胞	白血病，悪性リンパ腫，多発性骨髄腫など	• かたまりを作らずに増える • 悪性リンパ腫ではかたまりができ，リンパ節などが腫れることがある

（出所）　「国立がん研究センターがん情報サービス」https://ganjoho.jp/public/knowledge/basic/index.html

　段階である死滅を起こさない。この通常とは違う細胞を腫瘍と呼び，良性のものと悪性のものの２種類がある。悪性のものは癌や肉腫と呼ばれている。良性の腫瘍は増殖速度が遅く，周りの組織への浸潤や他の部位への転移がなく，取り除けば再発や転移がほとんどない。一方，悪性の腫瘍であるがんは，浸潤や体の他の部位への転移があり，良性腫瘍に比べると増殖速度は速い。

　悪性腫瘍であるがんの成り立ちに関する特徴はいくつか挙げられる（図 4 － 3）。

1)　正常な細胞は分裂するのには増殖因子やホルモンなど外部シグナルが必要とするのに対して，がん細胞はそれに依存せずに分裂できる。後天的な変異は，増殖因子の経路に異常をきたしているので，無制限に増殖が可能になると考えられる。

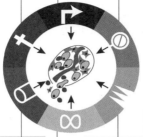

図 4 − 3　がんの六つの特徴
（出所）　国立がん研究センター
https://www.ncc.go.jp/jp/information/event/50th_event/science_cafe/panel_01.pdf

2)　正常細胞はまわりに細胞があると細胞間接着により制御され，必要に応じて増殖抑制シグナルの反応を起こしているが，がん細胞は後天的な変異により，その増殖抑制反応には応答せず増殖を続ける。正常な細胞は足場のあるところにしか生存できないが，腫瘍細胞は血管を通って体内の他の部位へ転移することができる。

3)　2) によって，原発部位からがん細胞が新たな部位へと転移し二次的な腫瘍を形成することができる。そして転移した場所でも遺伝子を変化させ，近隣の細胞へ拡散や浸潤を起こすことで，新たな腫瘍を形

成することができる。

4) 正常細胞は，細胞の分裂回数が決まっており，それ以上になると細胞が老化を起こすが，がん細胞はその老化を起こさないだけでなく，未分化の幹細胞の表現系を獲得するとも考えられている。

5) 正常細胞は栄養の提供は既に固定している血管を通して行っているが，がん細胞は新しい血管を作ることで，新たにできたがん細胞の増殖と拡大に必要な栄養素を提供できるようにすることが可能となる。良性腫瘍は，この血管形成をしないため大きい細胞塊でも悪性化をしない。

6) 正常細胞は，自発的な細胞死であるアポトーシスを起こすことで無秩序な増殖を起こすことがないが，がん細胞はアポトーシスを起こすことがない。要因の一つはP53というアポトーシスの誘導をする遺伝子が十分な働きをしないことが考えられる。

　このように，がんになるまでには，数種類の原因遺伝子が関係し，その遺伝子の変異は一度の環境の変化で起こるものではなく，段階的に遺伝子の異常の蓄積によって起こるもので，これらのことからがんの多段階発がん説が考えられている（図4－4）。

3. 変異源物質と発がん物質

　がんという疾患に関しては古代から認識されていたが，それは内なるものから自然発生的に現れると考えられていた。その後，イギリスの煙突掃除で陰嚢の皮膚がんが発症することやコールタールを扱う食品業者の手に皮膚がんができること，しかし煙突掃除の後で体を十分洗うか，着衣をして煙突掃除をすることでがんに罹患をほとんどしない事実から，日本の山極勝三郎が，ウサギの耳にコールタールを繰り返し塗布す

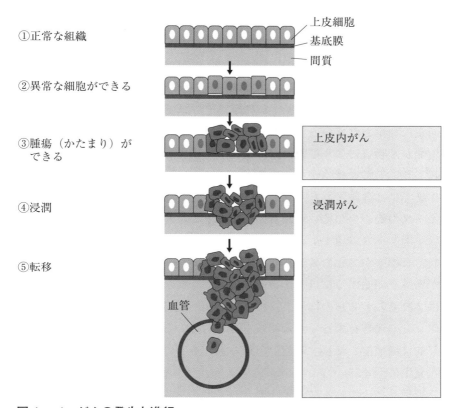

図4－4　がんの発生と進行
（出所）「国立がん研究センターがん情報サービス」
　　　　https://ganjoho.jp/public/knowledge/basic/index.html

ることで，1915年に転移性を持つ悪性腫瘍を発生させることに成功した。この人工的な腫瘍の作成により，ススであるコールタールが原因であることが結論づけられ，環境によりがんに罹患することが証明された。それまでの内なるものではなく，外部環境によりがんを作り出すことができたので，その後のがん研究がおおいに発展した。科学の進化と共に

分析手法などが多様化し，さらに動物個体だけでなく培養細胞や大腸菌などの用いた実験手法により，多くのがんを起こす発がん物質（carcinogen）である DNA に変異を起こす変異源物質（mutagen）が特定された。大腸菌やサルモネラ菌で変異源物質を簡易に同定する方法（エームス試験）が確立され，安価で短時間でできるので変異源物質の同定に利用されている。

　発がん物質により細胞のがん遺伝子，またはがん抑制遺伝子に変異が起こり，異常な細胞ができることをイニシエーションと呼ぶ。がんの発生までには多段階あり，発がん性は持たないが，がん細胞を増やすプロモータの働きをしている物質の存在することが確認されている。現在では，図4−4に示すように，がん細胞が腫瘍になるまでには少なくとも異常な細胞ができるステップであるイニシエーションとその異常な細胞が増殖を開始するプロモーションのステップがあり，発がん物質の多くは2段階のどちらの作用も持っているが，変異原性を持たないプロモーションの働きをする発がん物質も存在していることも分かってきた。最終的に増殖能と転移する能力を得る過程をプログレッションと称し，がん発生に至る。

　調理品に含まれる発がん物質としては，ある種の植物中の成分，カビ毒，一部の食品添加物，一部の農薬，水道水中の成分，加工過程で生じる物質がある。

　これらは，食品の摂取量や頻度，同時にとる他のがんを防ぐ可能性のある食品成分の有無などにより，遺伝子変異を必ずしもするとは限らないと考えられている。

4．食品と発がん

　食品は市場に出すまでに植物性の食品であれば，農薬や重金属汚染な

どのがんのリスク要因がある。動物性の食品は飼料に含まれている物質が汚染されている場合や，養殖魚では養殖場の環境がリスクを高める可能性を有している。また，加工や調理による遺伝毒物を含んだ食品の摂取は食事誘発性の発がんをもたらす。

私達が食品を摂取すると，消化され吸収された後，肝臓で代謝を受ける。そこで毒性のある物質が無毒化されるが，まれには遺伝毒性を持つ物質を生成する場合がある。

ヒトに対する食事とがんとの関連する研究は疫学研究が中心である。様々な，国や機関ががんと食事について検討を行っているが，国際がん研究機関（IARC）は，WHO のがん専門機関で，ヒトに発症するがんの原因物質の同定と発がんメカニズムの解明などを行っており，様々な物質のリスクを評価しているが，リスク因子を危険度別にクラス分けしている。日本のがん研究の拠点は国立がん研究センターである。

日本人に関しては，がんリスクが高まる食生活として，過度のアルコール摂取と塩分摂取，肥満とされている（図4－5）。肥満は特に腸・直腸・乳がん発症に関連があるとする研究が多くされている。ここで挙げている肥満とは BMI（身長 m を体重 kg の二乗で割った数値）が 30 を超えるものを指す。肥満者は脂肪組織が多く体に蓄積しており，脂肪細胞は体内最大の分泌臓器と言われているように，様々な物質を分泌している。肥満者は肥満細胞が肥大化することによってそれらの分泌量が増すが，その一つに女性ホルモンであるエストロゲンがある。その増加は，乳がんの発症リスクを増大させる。エストロゲンは乳がんのイニシエーション（開始）とプロモーションに関与すると考えられ，長期的なエストロゲンの曝露は乳がんのリスクを高めると言えるが，肥満者は閉経後もエストロゲンの分泌を多くしたまま生活することと同じになる。

また，過度のアルコール摂取が様々ながんに関与している理由として，

アルコールが代謝されたアセトアルデヒドは，動物実験で発がん物質であることが明らかになっている。

体の部位別にがんの発症を高める要因として，確実な食品などに違いがある。奈良県の朝粥の習慣で食道がんの発症が高いという疫学調査から，熱いものを飲んだり食べたりすることが，食道がんができる危険性

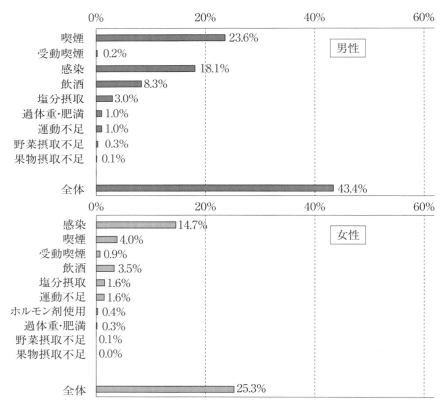

Inoue M, et al. Burden of cancer attributable to modifiable factors in Japan in 2015. Glob Health Med. 2022；4(1)：26-36.より作成

※「全体」は，複数のリスク要因が組み合わさってがんになった場合を調整しているため，各項目の単純合計値ではありません。

図4－5　日本人におけるがんの要因
（出所）　国立がんセンター編「科学的根拠に基づくがん予防」

を高める可能性が明らかになった。それ以外に喫煙や飲酒も食道がんの発生要因である。男性の罹患率はゆるやかに増加傾向にある。胃がんは，ピロリ（ピロリ菌）の感染と喫煙，塩分濃度の高い食品の摂取が危険性を高めると報告されている。大腸がんの発生は，喫煙，飲酒，肥満により危険性が高く，女性では，加工肉や赤身肉の摂取により大腸がんの危険性が高くなる。大腸がんは家族に同じ病歴があると発症する可能性が高くなる。膵臓がんは家族に膵臓がんの病歴があること，糖尿病や慢性膵炎，膵管内乳頭粘液性腫瘍（IPMN）に罹患し，喫煙や飲酒，肥満が発生リスクを高めるとされている。肝細胞がんが発生する主な要因は，B型肝炎またはC型肝炎ウイルスの感染以外に，食品ではカビ毒であるアフラトキシン，アルコールの過剰摂取，生活習慣では喫煙，肥満，脂肪肝，糖尿病があること，男性や高齢であることも危険因子として知られている。

・食品の加工や調理中に生成する発がん物質

　ハムなどの食肉加工品を作る過程で保存料や発色剤として使用されている亜硝酸ナトリウムは，発がん性のあるニトロソアミンを生成する可能性がある物質である。また，発がん物質である多環芳香族炭化水素，複素環式アミン類，ヘテロサイクリックアミンなどが肉の炒め物や揚げ物などの調理や加工の過程で生成される可能性があると考えられている。ウシやブタなどの赤身肉はそれに含まれる動物性脂肪が胆汁酸の分泌を高め二次胆汁酸の生成，ヘム鉄による酸化なども発がんの発症に関与すると考えられる。

　日本で8万人を対象とした前向きの研究で赤身肉や加工肉の摂取量と，10年後の大腸がんの発症リスクとの関連があるか検討したところ，赤身肉は女性で1日80g以上，またはハムやソーセージの摂取がほぼ

毎日の女性は，結腸がんのリスクが高いことが報告された。男性でも同様な傾向を示しているが，大腸がんとの関連は明らかでない。

　最近では,超加工品について病気のリスクとの関連が研究されている。食品は加工のステップが上がるたびに加熱操作などにより微量栄養素の損失があることが知られている。超加工品とは，たとえば小麦の一次加工品である小麦粉をさらに加工しドーナッツやパンにした二次加工品にクリームを添加したり，カラメルの糖衣をかけた三次加工品である。具体的な食品としては，カレーやハンバーグを冷凍加工したりレトルト食品にしたもの,インスタントカップ麺や味噌汁などのインスタント食品,ポテトチップに代表されるスナック菓子，ショートニングのような水素添加したトランス脂肪酸の油脂を用いた菓子類などがそれに当たる。これら超加工食品についてのがんとの発症についても調査され，がんとの関連が示唆されている。特に先進国では，消費エネルギーの30％から50％を超加工品から摂取をしている人も存在していて，がんのリスクを高める肥満やそれが原因の心疾患や脳血管疾患，二型糖尿病などを罹患している率が高いことがわかっている。超加工品の1日の摂取量が多い人ほど，低い人に比べ総エネルギー摂取量が多いのにも関わらず，タンパク質や食物繊維，ビタミン，ミネラルなどの微量栄養素の摂取量が少なく，肥満の割合が高いという報告がある。日本も先進国と同様に超加工食品摂取量の割合が高まっているが，がんとの因果関係は今のところ不明である。

　食塩摂取量を抑えること，野菜と果物摂取を多くすることで，口腔・食道・胃・大腸のがんの発症を抑えられる。野菜や果物は，食品に含まれるポリフェノール類の抗酸化作用が発がん物質の作用を抑えるのではないかと考えられている。また，食物繊維や大豆，カロチノイド，魚などは根拠が不十分であるが，発症の減少に関わっている可能性がある。

また，カルシウムや乳製品，全粒粉の穀類は大腸がんの予防，コーヒーは日本では肝臓がんなどの予防になると考えられている。

表4－2　がんと発生要因の食品

関連の強さ	リスクを下げるもの	リスクを上げるもの
確実	● 食物繊維を含む食品【大腸がん】	●赤身肉・加工肉【大腸がん】 ●飲酒【口腔がん，咽頭がん，喉頭がん，食道がん，肝臓がん，大腸がん（男性），乳がん（閉経後）】 ●βカロテンのサプリメントの過剰摂取【肺がん（喫煙者）】 ●アフラトキシン【肝臓がん】 ●飲料水中のヒ素【肺がん】
可能性大	●非でんぷん性の野菜【口腔がん，咽頭がん，喉頭がん】 ●にんにく【大腸がん】 ●果物【口腔がん，咽頭がん，喉頭がん，肺がん】 ●カルシウムを含む食事（牛乳やサプリメントなど）【大腸がん】 ●コーヒー【肝臓がん，子宮体がん】	●加工肉【胃がん（噴門部以外）】 ●中国式塩蔵魚【鼻咽頭がん】 ●塩蔵食品【胃がん】 ●グリセミック負荷（※）【子宮体がん】 ●飲料水中のヒ素【膀胱がん，皮膚がん】 ●非常に熱い飲み物(65℃以上)【食道がん】 ●飲酒【胃がん（女性），乳がん（閉経前）】

（※）グリセミック負荷：食事の中で摂取される炭水化物の質と量とを同時に示す指標です。血糖を急激に上昇させる食品の摂取量が多い場合や，血糖を緩やかに上昇させる食品であっても摂取量が多い場合は高くなります。
（出所）国立がんセンター編　がん情報サービス「がんの発生要因と予防」
　　　　https://ganjoho.jp/public/pre_scr/cause_prevention/factor.html#07kansen

5.　放射線の発がんリスク

　私達日本人は，広島・長崎の原爆で放射能汚染が人体に対して様々な

がんを引き起こすことを知っている。その後も 1954（昭和 29）年にアメリカがビキニ環礁で水爆実験を行い，近くを航行していた第五福竜丸の被爆がニュースになり，放射能汚染により水揚げする魚が，築地市場で廃棄されて食卓に上らなかった経験を持っている。最近ではチェルノブイリ原発事故で，ヨーロッパから輸入食材の放射能汚染が心配された。また，2011 年日本でも東日本の東京電力福島第一原子力発電所事故で多くの人が避難を余儀なくされるほかに，放射線の影響があった地域で生産された食品への汚染が問題となった。

　放射線を出す能力を放射能と呼んでいる。放射線は，電離作用，透過作用，蛍光作用があり，電離作用は放射線が物を通過するときにエネルギー電子や原子にあたえ，電子を弾き出す作用で，透過作用は物を通過することができる作用である。これは，現在では，胸部レントゲン検査に使用されている。どのくらいの被曝の影響を受けるかを表す指標としては，シーベルト（Sv）という単位を用いている。放射線が体を通り抜けたときに細胞の核中の DNA に放射線が当たると量に応じて細胞中の DNA の一部に変異を起こす。胸部レントゲンで用いるエックス線 1mGy では，1 細胞で平均 1 か所の一本鎖が切られると言われており，つまり Gy は人体に吸収された値を示す。これは放射線を受ける側の単位であるシーベルトにすると 1mSv に相当する量となる。

　ベクレル（Bq）は放射線を出す物質側の値で，1 分間に原子核が壊変する数で，数値が大きいほど放射線を出す物質から多量の放射線が出されていると考えられる。Sv で表した数値は放射線物質と被爆する側のヒトとの距離と反比例し，近いと強く，遠ければ弱くなる。放射線は目に見えず臭いもしないため，ヒトがその危険を感じることはできないが，私たちは，日々自然界からもわずかだが放射線の影響を受けている（図 4 - 6）。

第4章 発がん物質 | 85

　放射線を出す物質から放射線を受けることを放射線被曝と言う。また，放射能汚染とは放射性物質の存在によってヒトや食品が汚染されることを指し，放射能汚染は，普段は存在しない場所に放射線物質が存在するので汚染と表現する。体の外にある放射性物質から放射線を受けることを外部被曝と呼び，また 空気中に飛散した放射線物質を空気と共に吸い込むか，汚染された食品を摂取すると，体の中から放射線を受けるこ

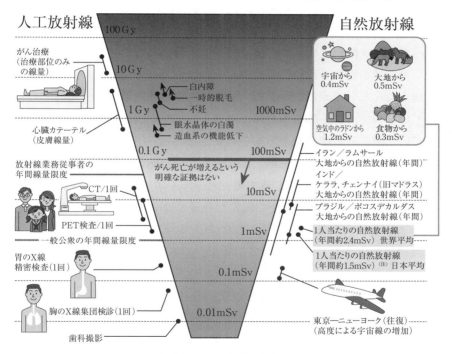

図4-6　自然界から受ける放射線量
（出所）　文部科学省「身の回りの放射線被ばく」（https://www.mext.go.jp/b_menu/shuppan/sonota/attach/1314159.htm

とになり，これを内部被曝と呼ぶ。核爆発，放射線事故による食品汚染は，上層の大気に達した後，対流などによって数日及び数か月の間に雨などになって，直接農産物を汚染するか，土壌や河川に入り，農作物に放射線が吸収される。核分裂によって生成する核種は，ストロンチウム 89，ストロンチウム 90，セシウム 137，バリウム 140，ヨウ素 131 などである。この中で，半減期が 30 年のセシウムが食品の放射能汚染の指標となっている。

　放射線以外にも食品中の発がん物質やタバコ，環境中の化学物質，活性酸素などが，DNA を損傷するが，細胞にはそれを修復する機能も存在する。しかし修復が不完全な場合がある。DNA 損傷で本来翻訳されるべきアミノ酸が変わってしまう場合は，作られたタンパク質が機能しない可能性を含む。損傷箇所が多くなればなるほど，修復できずに細胞自体が死んでしまうことがある。しかし人間の体は数多くの細胞からできているので，ある細胞が死んでもほかの細胞が代わりをすれば，構成している臓器や組織は機能障害を起こさない。

　しかし，多量の放射線被曝により数多くの細胞が死滅した場合は，急性障害として脱毛，白内障，皮膚障害といった障害などが生じてしまう。また，DNA の修復が不完全な細胞が死滅しない場合は，突然変異でがんや遺伝子性の影響等が生じることがある。放射線による影響の 85% は放射線から生じる活性酸素の影響で，残りの 15% が放射線による直接的な損傷と言われている。

　細胞が盛んに細胞分裂し，分化の低い細胞ほど放射線の感受性が高く，たとえば未分化の造血細胞は，分化した細胞よりも少量の放射線で細胞死が起こる。その結果，血液細胞自体の供給が止まってしまい，血液細胞各種の数が減少することになる。一方，細胞分裂をしない神経組織や筋繊維組織は放射線に比較的強いことが知られている。

環境省では東日本の震災後の原発事故で放出された放射能が生産する食品をどの程度汚染しているかモニターを行っている。放射性物質の基準は食品の国際規格を作成しているコーデックス委員会が年間 1mSv を超えないようにと設定しているのを基にしている。これは国際放射線防護委員会が 1 年間 1mSv よりも厳しい値にしても線量の低減に有意義な結果を見出せないとの見解から設定された。一般食品の放射線セシウム濃度 100Bq/kg の基準値はこの値を基にして決められた。

国際放射線防護委員会では 100mSv あたり 0.5% がんが増加するとしている。これは原爆被害者のデータを基に低線量被曝のリスクを計算した結果である。表 4 － 3 は生活習慣でのがんリスクと放射線によるがんリスクを比較したものであるが，図 4 － 6 にあるように空気中のラドンからの放射線量が食品からの線量を上回っている。私たちが，日々浴びている自然放射線や紫外線や毎日の食生活を含む生活習慣によるがんのリスクとのデータから，日常の生活習慣を正しく行う大事さが分かる。

6. まとめ

私達は，生命や健康を維持するために食事を摂取している。

厚生労働省が性別，年代別に定めた 1 日の栄養素量を示した食事摂取基準として 1 日の必要量が定められている。国民の食事の種類と量の調査は，国民栄養調査として毎年実施され，各年代と性別での栄養素や食品ごとの摂取量が調査されている。それによると，食事摂取基準で示された量の栄養素の摂取は，カルシウムなどは各年代で少ない。図 4 － 7 にあるように 1 日 350g の野菜摂取量の目安を若年層ではかなり下回っている。野菜摂取が少ないと，ミネラルやビタミンの栄養素の摂取が少ないと考えられるが，がんの発症には，特定の必須栄養素が欠乏すると

表4－3　放射線と生活習慣によってがんになる相対リスク

放射線の線量 （mSv）	がんの 相対リスク※	生活習慣因子
1,000 ～ 2,000	1.8	
	1.6	喫煙者
	1.6	大量飲酒（毎日3合以上）
500 ～ 1,000	1.4	
	1.4	大量飲酒（毎日2合以上）
200 ～ 500	1.22	肥満（BMI ≧ 30）
	1.29	やせ（BMI<19）
	1.19	
	1.15 ～ 1.19	運動不足
	1.11 ～ 1.15	高塩分食品
100 ～ 200	1.08	
	1.06	野菜不足
	1.02 ～ 1.03	受動喫煙（非喫煙女性）
100 未満	検出困難	

出典：国立がん研究センターホームページ

※放射線の発がんリスクは広島・長崎の原爆による瞬間的な被曝を分析したデータ（固形がんのみ）であり、長期にわたる被曝の影響を観察したものではありません。

※相対リスクとは、被曝していない人を1としたとき、被曝した人のがんリスクが何倍になるかを表す値です。

（出所）環境省　https://www.env.go.jp/content/900413156.pdf

リスクが高まると考えられている。がん全般の予防には禁煙，節度のある飲酒，バランスのよい食事，身体活動，適正な体形の維持，感染予防が有効である。摂取する側のインシュリン抵抗性や肥満，糖尿病，腸内細菌叢の影響があると考えられ，そのほかにも体内の酸化ストレス，慢性炎症なども発がんに関連するとも考えられている。

　赤身肉やハムなどの食肉加工品は，若年層でかなり多く摂取されている（図4－8）。食品の摂取量は体格や人種，年齢などにより様々な要

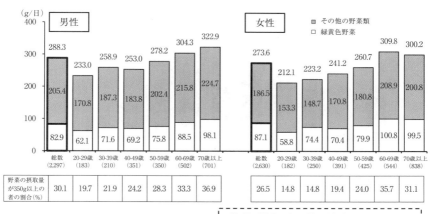

図4－7　年代別1日の野菜摂取量
（出所）「令和元年度国民栄養調査概要」
https://www.mhlw.go.jp/content/10900000/000687163.pdf

因があり，一律に摂取量のめやすに過敏になることはないが，この章で示した疫学調査の結果は考慮することは必要である。毎日の正しい食生活は各自が正しい食生活の知識を持って行うことで，個人レベルで実現できるがん予防であるといえる。

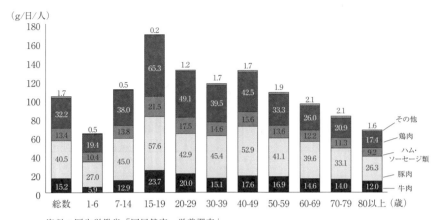

資料：厚生労働省「国民健康・栄養調査」
注：「その他」は，畜肉に分類される「牛肉」「豚肉」「ハム・ソーセージ類」「その他の畜肉」のうちの「その他の畜肉」，鳥肉に分類される「鶏肉」「その他の鳥肉」のうち「その他の鳥肉」，「肉類（内臓）」，「その他の肉類」の合計。

図4－8　肉の種類別年代別摂取量
（出所）　独立行政法人農畜産業振興機構　https://www.alic.go.jp/joho-c/joho05_001546.html

学習課題

1　1日に何をどれだけ食べたら良いか考える際に「食事バランスガイド」がありますが，それで1日の食事を考えてみましょう。
（農林水産省　https://www.maff.go.jp/j/balance-guide/）
　①主食5～7Ｓ
　②主菜3～5Ｓ
　③副菜5～6Ｓ
　④牛乳2Ｓ
　⑤果物2Ｓ

「Ｓ」は1サービングで，「ひと皿」「ひと盛」の意味です。URLにアクセスして，3食の献立を立てることで栄養バランスのとれた食事

を考えてみましょう。

　3食の食事の献立は，様々なレシピサイトを検索して，立ててみましょう。そして自身の現在の食生活と比べてみましょう。

2　がんになりにくい生活習慣について，自身の生活習慣で食生活以外に改善することがないか，考えてみましょう。

参考文献

1. 渡邉　昌『日本人のがん』（金原出版，1995年）
2. Lauren Pecirino 日合　弘，木南　凌訳『がんの分子生物学 MOLECULAR BIOLOGY OF CANCER　マカニズム・分子標的・治療〔第3版〕』（マディカルサイエンスインター・ナショナル，2017年）
3. 松島網治編『分子予防医学』（医学書院，1999年）
4. 国立がんセンターホームページ
5. がん情報サービスホームページ　https://ganjoho.jp/public/index.html
6. 電気事業連合会ホームページ https://www.fepc.or.jp/nuclear/houshasen/houshanou/shurui/index.html
7. 日本原子力財団ホームページ　https://www.ene100.jp/zumen
8. 環境省放射線健康管理担当参事管質国立研究開発法人量子化学技術研究開発機構編『図説ハンドブック〔上巻〕』「放射線による健康影響などに関する統一的な基礎資料　放射線の基礎知識と健康影響」（令和二年度版）
9. 環境省放射線健康管理担当参事管質国立研究開発法人量子化学技術研究開発機構編『図説ハンドブック〔下巻〕』「放射線による健康影響などに関する統一的な基礎資料　東京電力福島第一原発事故とその後の推移（省庁等の取り組み）」（令和二年度版）
10. 「政府向け GHS 分類ガイダンス」（令和元年度改訂版（Ver. 2.0））https://www.meti.go.jp/policy/chemical_management/int/files/ghs/GHS_gudance_rev_2020/GHS_classification_gudance_for_government_2020.pdf

11. 「環境省放射線による健康影響等に関する統一的な基礎資料」
    https://www.env.go.jp/chemi/rhm/r3kisoshiryo/r3kiso-03index.html#r3_3.1
    「発がん全般」
12. 坂本義光編著『食安全の科学 食生活を脅かす化学物質の生体作用』（三共出版，
    2009 年）
13. 厚生労働省医薬品局食品安全部「食品中の放射性物質の新基準及び検査について」

5 | 食品とアレルギー

南　道子

《学習のポイント》　私達の生活の中にあるアレルギー物質やアレルギー反応の種類について知る。また，食物に対するアレルギー反応はどのような機序で発現するのか，症状も含めて学ぶ。
《キーワード》　アレルゲン，免疫寛容，アナフィラキシー，IgE 依存性食物アレルギー

....

1. はじめに

　私達の体には，外敵から身を守る様々な手段が備わっている。その一つが，くしゃみや咳，鼻水など物理的に口や喉から入ってきた外敵を排出する仕組みである。皮膚なども細菌が付着しても内部への侵入は阻止される。それ以外にも，胃酸で食べ物と一緒に入ってきた細菌やウィルスを死滅させる化学的な方法で排除する機能も備わっている。血管内に侵入した場合は，血管内皮から好中球，樹状細胞，マクロファージ，NK（ナチュラルキラー）細胞が異物を取り込み処理するが，それら生物的な方法は生まれつき備わっている自然免疫である。

　獲得免疫は，後天的に獲得する免疫で，病原体に対する抗体を作り，次にその病原体が侵入しても生体に炎症反応を起こすことがない機能を有している。その機能が過剰に反応する場合，私達にとって不利益となるが，それを総称してアレルギーと呼んでいる。多くの人が罹患している花粉症，それ以外にもアトピー性皮膚炎や臓器移植時の拒絶反応，自

己免疫疾患も免疫反応の過剰で起こる。この章で詳しく概説する食物ア
レルギーもその一つである。

　様々な物質に対するアレルギー反応は表5－1に示すように，私達の
体の組織や細胞に対する傷害の機序で分類されている。

　Ⅰ型アレルギーは抗原が体内に入ってから数分から数十分で反応が始
まるので，別名即時型，または，アナフィラキシー型とも呼ばれており，
IgE が関与する。アレルギー性鼻炎，食物アレルギー，じんましん，ア

表5－1　アレルギー反応の分類

	同義語	抗体	抗原	メディエーター サイトカイン	受身 伝達	皮膚反応	代表疾患
Ⅰ型反応	即時型 アナフィラキシー型	IgE IgG4（？）	外来性抗原 ハウスダスト，ダニ，花粉，真菌，TDI，TMA（ハプテン），薬剤（ハプテン）	ヒスタミン ECF-A ロイコトリエン PAF など	血清	即時型 15~20 分 で最大の 発赤と膨 疹	アナフィラキシーショック アレルギー性鼻炎，結膜炎 気管支喘息 じんましん アトピー性皮膚炎（？）
Ⅱ型反応	細胞障害型 細胞融解型	IgG IgM	外来性抗原（ハプテン） ペニシリンなどの薬剤 自己抗原 細胞膜・基底膜抗原	補体系	血清		不適合輸血による溶血性貧血 自己免疫性溶血性貧血 特発性血小板減少性紫斑病 薬剤性溶血性貧血・顆粒球減少症・血小板減少症 Goodpasture 症候群
Ⅲ型反応	免疫複合体型 Arthus 型	IgG IgM	外来性抗原 細菌，薬剤，異種蛋白 自己抗原 変性 IgG，DNA	補体系 リソソーム酵素	血清	遅発型 3~8 時間 で最大の 紅斑と浮 腫	血清病 SLE，RA 糸球体腎炎 過敏性肺炎（Ⅲ +Ⅳ ？） ABPA（I+ Ⅲ +Ⅳ ？）
Ⅳ型反応	遅延型 細胞性免疫 ツベルクリン型	感作 T 細胞	外来性抗原 細菌，真菌 自己抗原	リンホカイン IL-2 IFN-r サイトカイン	T 細胞	遅発型 24~72 時間で最大の紅斑と硬結	接触性皮膚炎 アレルギー性脳炎 アトピー性皮膚炎（？） 過敏性肺炎（Ⅲ +Ⅳ ？） 移植拒絶反応 結核性空洞，類上皮細胞性肉芽腫

ECF-A: 好酸球遊走因子，PAF: 血小板活性化因子，ハプテン：低分子のため抗体と結合す
るが，単独では免疫応答を起こさない物質
TDI: toluene diisocyanate, TMA: trimellitic anhydride
ABPA: アレルギー性気管支肺アスペルギルス症
（出所）　厚生労働省「アレルギー総論」chrome-extension://efaidnbmnnnibpcajpcglclefind
　　　　mkaj/https://www.mhlw.go.jp/new-info/kobetu/kenkou/ryumachi/dl/
　　　　jouhou01-17.pdf

トピー性皮膚炎，アレルギー性結膜炎，アトピー性気管支炎などがここに分類される。花粉以外に，ダニ，ハチ毒，ハウスダストなども抗原として挙げられる。

Ⅱ型アレルギーは，細胞傷害型アレルギー，細胞融解型アレルギーとも称され，薬物アレルギーや輸血の不適合によって起こるアレルギー反応が代表的である。細胞や組織には，ペニシリンなどの薬剤，ハプテン（抗体と結合するがアレルギー反応を起こさない）が結合し，それにIgGまたはIgMが反応し，さらに補体が結合することで，細胞に障害をもたらす。標的になるのは赤血球，白血球，リンパ球，血小板や，腎臓や皮膚の基底膜抗原である。

Ⅲ型アレルギーは，抗原と抗体が結合する複合体が原因で起こるアレルギーで，慢性糸球体腎炎，自己免疫疾患である関節リューマチや，全身性エリトマトーテス（SLE）などの膠原病がこのアレルギー反応で起こる疾患である。IgGまたはIgMと結合するのは，自己抗原として変性IgGやDNAがあり，外来性抗原として細菌，薬剤，異種タンパク質がある。皮膚に症状が現れるまで3〜8時間かかり，紅斑と浮腫が認められる。アレルギーを起こすメディエーターとして補体やリゾチーム（酵素）がある。IgMとIgGの両方が関与するため免疫複合体型ともアルサス型とも呼ばれている。

Ⅳ型アレルギーは，症状が現れるまで1〜2日かかるアレルギーで，抗体は関与せず，抗原と感作されたT細胞からサイトカインが放出されるアレルギー反応である。接触性皮膚炎（金属アレルギーなど）やツベルクリン反応，移植の拒絶反応，過敏性肺炎がこれにあたり，出現が遅いことから遅延型アレルギーとも言われる。皮膚には24〜72時間後の最も重い症状が現れる。Ⅲ型までは血液中に原因物質が含まれているため液性免疫によるアレルギーに分類されるのに対して，Ⅳ型はリ

ンパ球やリンパ球系の細胞によるものなので，細胞性免疫によるアレルギーとされる。

2. 食物アレルギーの臨床症状からの分類

表5－1のⅠ型のアレルギー反応の中で，食物アレルギーは，食品に含まれるタンパク質に対する抗体を私たちの体内に有し，その食品を摂取したときに免疫学的機序により起こる反応と定義できる。これは臨床症状からIgE依存性（表5－2）と非依存性（表5－4）に分類できる。

IgE依存性（表5－2）の臨床型の一つとしては，乳幼児期に発症する食物も関与する乳幼児アトピー性皮膚炎がある。ダニなど皮膚に接触した物質に対してアレルギー症状を起こすが，主に強い痒みを伴う湿疹ができる。アレルギーを持つ家族がいることや，IgE抗体を産生しやすい体質（アトピー体質）がなりやすいとされている。また，皮膚のバリ

表5－2 IgE依存性食物アレルギーの臨床型分類

臨床型	発症年齢	頻度の高い食物	耐性獲得（寛解）	アナフィラキシーショックの可能性	食物アレルギーの機序
食物アレルギーの関与する乳児アトピー性皮膚炎	乳児期	鶏卵，牛乳，小麦など	多くは寛解	(+)	主にIgE依存性
即時型症状（じんましん，アナフィラキシー など）	乳児期〜成人期	乳児〜幼児：鶏卵，牛乳，小麦，ピーナッツ，木の実類，魚卵など　　　学童〜成人：甲殻類，魚類，小麦，果物類，木の実類など	鶏卵，牛乳，小麦は寛解しやすいその他は寛解しにくい	(++)	IgE依存性
食物依存性運動誘発アナフィラキシー（FDEIA）	学童期〜成人期	小麦，エビ，果物など	寛解しにくい	(+++)	IgE依存性
口腔アレルギー症候群（OAS）	幼児期〜成人期	果物・野菜・大豆など	寛解しにくい	(±)	IgE依存性

FDEIA: food-dependent exercise-induced anaphylaxis.
OAS: oral allergy syndrome
（出所）　食物アレルギー研究会「食物アレルギー診療ガイドライン2023」

ア機能が損なわれているとなりやすいため，乾燥肌も発症の要因となっている。ヒトによって，接触後から発症する時間に差があり，数日後のこともある。

　最も発症頻度の高いIgE依存性食物アレルギーが即時型である（表5－2，表5－3）。幼児期から学齢期に多い。全身の臓器に症状があり重症になるものをアナフィラキシーと呼ぶ。循環器不全を起こし，急激な血圧低下で全身に血液が循環せず，主要臓器が酸素不足になり機能不全に陥る。これをアナフィラキシーショックと称する。症状の軽いうちは呼吸や血圧は目立った症状がないが，重症度が上がるにつれて，消化器症状としては，吐き気，嘔吐，腹痛，下痢になり，継続すると重症度を増し脱水症状も伴うことになる。皮膚では，初期には部分的なかゆみ，発赤，じんましんがあるが，さらに進むと全身の痒み，じんましん，皮膚の赤みが出る。呼吸器では，軽度の喉の違和感や腫れ，かゆみを起こし，次の段階として，くしゃみ，咳，鼻水，鼻詰まりになり，次第にそれらの症状が増悪し，最終的に，のどの平滑筋の収縮が起こり，息がしにくくなり，呼吸困難や最悪の場合は呼吸停止が起こる。循環器では，初期には何も症状が出ないが，重症度があがると脈が速くなり，次に不整脈が現れ，血圧が低下したのち，心停止に至ることもある。神経系では，初期にはだるさで動きたくない状態から，不安感をつのらせ，最終的に意識を喪失する。アドレナリン注射であるエピペンを30分以内に打つことが望ましい。

　表5－2の食物依存性運動誘発性アナフィラキシーは，中学生から青年期に発症の多い病態である。食事を摂取後，食後2～4時間に運動をすることで発症する食物アレルギーで，じんましんから始まり，喘息様症状から呼吸困難を経て稀に死に至る。発症した食品としては小麦製品であるパン，うどんやエビ，カニなど魚介が多いが，果物の報告も増

表5−3　食物アレルギー即時型の重症度に応じた症状

グレード	皮膚・粘膜	消化器	呼吸器	循環器	神経
軽度 ↓ 重度	部分的な痒み・むくみ・じんましん・発疹 ↓ 全身的な痒み・むくみ・じんましん	悪心・腹痛・嘔吐・下痢・消化管けいれん	喉の腫れ・くしゃみ・咳・鼻汁 ↓ 上気道閉塞 ↓ 呼吸困難 ↓ 低酸素血症	脈拍が早い ↓ 不整脈・梗塞 ↓ 血圧低下	動きたくない ↓ 不安感 ↓ 強い不安感 ↓ 意識喪失

加している。運動以外にも，寝不足，ストレス，花粉症，寒暖，風邪を
ひいていることや，アスピリン摂取など運動以外の要因もある。

　表5−2のIgE依存性食物アレルギーの口腔アレルギー症候群であ
るが，当初，アレルギーが口腔から始まり，全身に至る現象と定義され
ていたが，近年増えてきたタイプの食物アレルギーは，花粉症患者が果
物や野菜によって口腔内に限定した痒みや違和感をおぼえ，まれに全身
に症状がおよぶ患者が増加しており，当初とは違う定義になりつつある。

　花粉症のアレルゲンと果物や野菜の抗原のアミノ酸配列が類似性を持
ち，抗体に対して反応する（交差する）ために起こるもので，欧米では
以前からシラカンバの自生している地域で多発していた食物アレルギー
である。

　非IgE依存性の食物アレルギー（表5−4）として，新生児・乳児食
物タンパク質誘発性胃腸症があり，以前は新生児・乳児消化管アレルギー
と称されていた。発症は乳児期に限られ，原因物質として牛乳がほとん
どであるが，大豆や卵など固形の食物に対しても起こる場合もある。嘔
吐，下痢，血便など消化器症状が主であり，体重が増えない場合や，発

表 5 － 4　食物蛋白誘発性胃腸症（非 IgE 依存性食物アレルギー）の臨床分類

臨床型			発症年齢	主な症状	診断	頻度の高い食物	耐性獲得（寛解）
食物蛋白誘発胃腸症（Non-IgE-GIFAs）	FPIES[※1]	非固形	新生児期乳児期	嘔吐・下痢，時に血便	負荷試験	牛乳	多くは耐性獲得
		固形物	乳児期後半から成人	嘔吐	負荷試験	鶏卵（卵黄），大豆，小麦，コメなど	多くは耐性獲得
	FPIAP[※1]		新生児期乳児期	血便	除去（負荷）試験[※2]	牛乳	多くは耐性獲得
	FPE[※1]		新生児期乳児期	体重増加不良・嘔吐	除去試験[※2]病理	牛乳	多くは耐性獲得

※ 1 英語名が一般的，　※ 2 わが国では行うが、国際的には負荷試験は必須ではない。
（出所）　食物アレルギー研究会「食物アレルギーの診療の手引き 2023」

熱などの症状もあるが，ほとんどの児がその後耐性を獲得する。欧米で提唱されている分類の Food Protein-Induced Enterocolitis Syndrome（FPIES）（食物タンパク質誘発胃腸炎），Food Protein-Induced Allergic Proctocolitis（FPIAP）（食物タンパク質誘発胃腸症），Food Protein-Induced Enteropathy（FPE）（食物タンパク質誘発腸症）の分類を行っている。

3. 食物アレルギー発生の機序と経口免疫寛容

　食物アレルギーは 50 ～ 60 年前には罹患している人数は少なかったと言われている。先に説明したⅠ型アレルギー患者の増加も，私達の生活の近代化や工業化がもたらせたものと考えられている。食物アレルギーは，日本では，食の欧米化に伴う飽和脂肪酸の摂取や，混入する可能性のある農薬，食品添加物など様々な要因が考えられる。図 5 － 1 にあるように，食物アレルギーを起こす原因食品としては，卵，牛乳，小麦タンパク質が 3 大アレルギー物質であったが，年々ナッツ類のアレルギーが増え，現在は図 5 － 1 に示すように 3 位に浮上している。表 5 － 5

には新規発症の年齢と原因物質が記載されているが，発症年齢が上がって成人以降になると鶏卵はほぼ見られず，牛乳はかなり減少し，そのかわりに小麦が上位に入り，果物，甲殻類の発症が増加する。

　私たちは経口摂取した異種のタンパク質である牛や豚の肉に抗体を作っていては，食物からの栄養摂取を行えない。異種のタンパク質に対して体が行っている抗原性をなくす作業としては，まず体に入った抗原となりうるタンパク質を，私達は胃と腸でタンパク質分解酵素により，アミノ酸もしくはそれが数個結合したペプチドの形で腸管から吸収している。さらに小腸粘膜細胞でペプチダーゼによりアミノ酸にまで分解さ

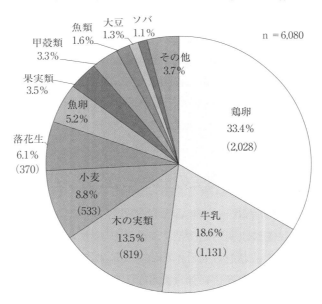

図5－1　全年齢における原因物質
（出所）　消費者庁「令和3年度食物アレルギーに関する食品表示に関する調査研究事業報告書」（令和4年）
　　　　https://www.caa.go.jp/policies/policy/food_labeling/food_sanitation/allergy/assets/food_labeling_cms204_220601_01.pdf

れ体内に吸収している。アミノ酸に対しての抗体は作られない。

　しかし，食物アレルギーを起こしやすい食品のタンパク質は，タンパク質分解酵素の影響を受けにくいと考えられている。また加熱にも強い。しかし，その抗体となりうるタンパク質抗原は，腸の粘膜から分泌されるIgAが結合し，腸からの吸収されるのを阻害すると考えられている。食物アレルギー児のIgAの腸管内での分泌量は，発症していない児の量に比べ少ないことが知られているが，自然寛解時には非アレルギー児と同じくらいの値になっていることも，腸管免疫にIgAが働いている可能性を裏付けるものである。食物アレルギーを発症するのは，消化酵素の分泌量が十分でないことやIgAの産生量が少ないことなどが原因とされ，乳幼児期は特に抗原となるペプチドの侵入を起こしてしまうことが考えられる。一般に吸収された食物由来の抗原は，全身の免疫系が

表5－5　新規発症の原因食物

	0歳（1,876）	1・2歳（1,435）	3-6歳（1,525）	7-17歳（906）	≧18歳（338）
1	鶏卵 60.6%	鶏卵 36.3%	木の実類 27.8%	牛乳 16.9%	小麦 22.5%
2	牛乳 24.8%	牛乳 17.6%	牛乳 16.0%	木の実類 16.8%	甲殻類 16.9%
3	小麦 10.8%	木の実類 15.4%	鶏卵 14.7%	鶏卵 14.5%	果実類 9.8%
4		魚卵 8.2%	落花生 12.0%	甲殻類 10.2%	魚類 7.7%
5		落花生 6.6%	魚卵 10.3%	落花生 9.1%	木の実類 5.9%
6		小麦 5.8%	小麦 6.7%	果実類 7.8%	牛乳 5.0%
7				小麦 7.6%	
小計	96.2%	89.8%	87.5%	82.8%	67.8%

注釈：各年齢群で5%以上の頻度の原因食物を示した。また，小計は各年齢群で表記されている原因食物の頻度の集計である。
　　　原因食物の頻度（%）は小数第2位を四捨五入したものであるため，その和は小計と差異を生じる。

（出所）　消費者庁「令和3年度食物アレルギーに関する食品表示に関する調査研究事業報告書」（令和4年）
　　　　　https://www.caa.go.jp/policies/policy/food_labeling/food_sanitation/allergy/assets/food_labeling_cms204_220601_01.pdf

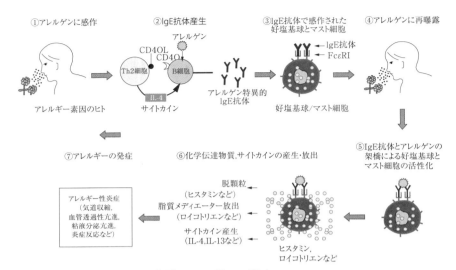

図 5 − 2　IgE による即時型アレルギーの機序
(出所)　善本知広「食物アレルギーの免疫学」,伊藤浩明（編）『食物アレルギーのすべて〔改訂第 2 版〕』（診断と治療社，2022 年）p.32

その応答をしない方向に働き，これを経口免疫寛容と称する。しかし，小児はこれが十分に機能せずアレルギー反応を起こすと考えらえている。図 5 − 2 は，食物アレルギーを含む IgE による即時型アレルギーの機序である。

　① 腸管から吸収された抗原は，樹状細胞に取り込まれる。
　② 樹状細胞は II 型のヘルパー T 細胞（Th2）に抗原提示を行う。
　③ Th2 細胞は，IL-4，CD40 の両者で B 細胞を刺激する。
　④ B 細胞は分化と増殖により抗原特異的な IgE の産生細胞となる。
　⑤ その抗原特異的 IgE は，血中に放出され，マスト細胞や好塩基球の表面にある IgE 受容体に結合する。
　⑥ 次に抗原が侵入したときにはその抗原が自身に特異的な IgE 抗体

を発現したマスト細胞の表面に結合する。
⑦ それによってマスト細胞内に内包されているヒスタミン等のサイトカインを放出する。
⑧ アレルギー反応が起こり，血管透過性や炎症反応が惹起する。

しかし，同じ食品を摂取しても人によってアレルギーの発症しない場

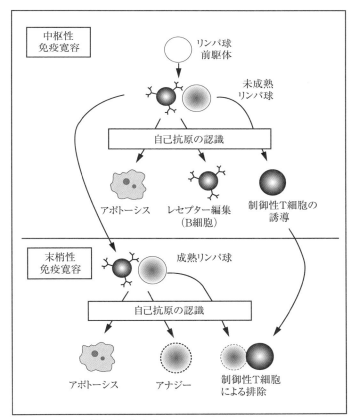

図 5 − 3　中枢性と末梢性免疫寛容
（出所）　善本知広「食物アレルギーの免疫学」，伊藤浩明（編）『食物アレルギーのすべて〔改訂第 2 版〕』（診断と治療社，2022 年）p.32

合は，経口免疫寛容が働いていると言える。詳しい機序については，不明な点が多いが，無用な抗体を作ることを制御する制御性T細胞が消化管で免疫寛容を行う上で重要な働きをしていると考えられている。食物アレルギーを起こさないための経口免疫寛容は，末梢の抗原に対してアナジーと呼ばれる不応答の反応が起こること，リンパ球のアポトーシスを起こすためと考えられている。制御性T細胞が腸管のパイエル板で，食物抗原や常在菌叢に対して無用な反応をするT細胞を制御することにより可能となる。それにより抹消リンパ組織で特定の抗原に対する応答能が消失して，最終的に特定の因子に反応する制御性T細胞が，長期間食物の抗原タンパク質が侵入しても免疫が応答しない状態を続けることができる（図5－3）。

4．小児の食物アレルギー

図5－4には年齢別の食物アレルギー患者数が示してあるが，圧倒的

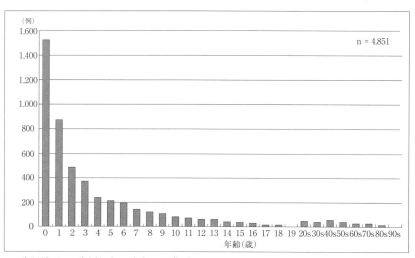

※20歳以降は10歳区切りでまとめて集計しているので注意を要する。

図5－4　年齢別即時的食物アレルギー患者数
（出所）〔今井孝成，杉崎千鶴子，海老澤元宏：消費者庁「食物アレルギーに関連する食品表示に関する調査研究事業」平成29（2017）年 即時型食物アレルギー全国モニタリング調査結果報告．アレルギー 69: 701-705, 2020〕

に1歳までの小児が多い。小児の症状は下痢や腹痛，アトピー性皮膚炎や湿疹の症状が多い。これにより発症するアトピー性皮膚炎は，食物アレルギーと区別がつかない症状である。IgEが関与しないと診断される場合もあるが，多くはIgEが関与している。小児の食物アレルギーは，発症の要素として，遺伝因子と環境によるものと考えられ，アレルギー物質に過敏に反応してしまう体質であることが分かっている。アレルギーの発端は乳幼児期にアレルギー物質との皮膚接触が原因であることも多いと言われている。皮膚に接触したアレルギー物質は，乾燥や肌荒れなどがあった場合などは特に，皮膚の表面に樹状細胞が突起をのばしてアレルギー物質を取り込み，経口時と同様免疫細胞に情報を伝え，抗体を作ることが分かってきた。乾燥した食物の浮遊物や断片が皮膚につ

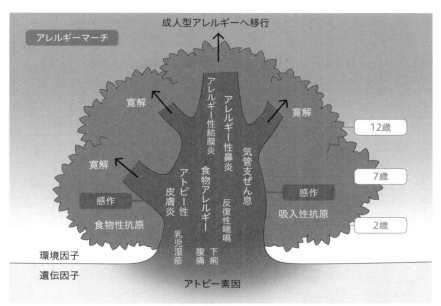

図5-5　アレルギーマーチ
（出所）「アレルギーポータル」
　　　　https://allergyportal.jp/knowledge/about/

いて感作され，次にその原因食物が口から入ると食物アレルギー症状を発症する。乳幼児期から乾燥時の肌の保湿が大切である。

　小児期に発症した食物アレルギーの患者は年齢を経るにしたがって，患者数が減少する。食物アレルギーの食材と人数を調査した結果，1歳児よりも3歳児の方がどの食材に対しても患者数が少なくっており，これは学齢期の児童・生徒にも言えることで，学年が上がっていくと食物アレルギーの寛解を迎える。これを自然寛解と呼び，小学校卒業時には生後6か月で発症した卵や牛乳アレルギーもほぼ9割近くの小児が寛解を迎える。

　しかし，一部はその後ダニに対するアレルギーを発症すると，続いて気管喘息やアレルギー性鼻炎へと移行する（表5－6）。これらアレルギーの連鎖をアレルギーマーチ（図5－5）と称するが，食物アレルギーがそのきっかけとなっているのではないかと考えられている。アウトグ

表5－6　アレルギー疾患患者の他のアレルギー疾患の保有率

%

		ぜん息	アトピー性皮膚炎	アレルギー性鼻炎	アレルギー性結膜炎	スギ花粉症	食物アレルギー	アナフィラキシー
合併しているアレルギー疾患	ぜん息	–	11.8	9.8	10.3	8.2	17.4	21.3
	アトピー性皮膚炎	29.3	–	19.2	21.8	19.9	43.8	37.4
	アレルギー性鼻炎	58.1	46.0	–	73.9	92.7	52.4	60.8
	アレルギー性結膜炎	24.8	21.2	30.0	–	61.2	26.4	33.7
	スギ花粉症	17.2	16.8	32.8	53.3	–	21.6	26.0
	食物アレルギー	13.1	13.3	6.7	8.3	7.8	–	85.0
	アナフィラキシー	3.6	2.6	1.8	2.4	2.1	19.2	–

（図表は環境再生保全機構調査研究「小児気管支ぜん息の経年変化および地域差に関する調査研究」代表者：小田嶋博より）

（出所）　環境再生保全機構 ERCA（エルカ）「すこやかライフ No.43」
　　　　https://www.erca.go.jp/yobou/zensoku/sukoyaka/43/feature/feature01.html

ロー（寛解）をしないと成人の喘息に移行する可能性がある。

　小児期だけでなく，学齢期から大人でも経皮感染により抗体を獲得し，食物アレルギーを発症する事例が増加している。表5－5は，新規に発症するアレルギー食材を示しているが，成人以降，果物が上位に上がっている。その理由として，食品のIgE抗体と結合しうるアミノ酸配列をエピトープと言うが，食材でなくてもそのエピトープと類似のアミノ酸配列がある抗体を持った場合は，そのエピトープを持った食品を摂取した場合アレルギー反応を起こす。注目されているのがラテックスの手袋などで，直接食材を摂取することなく接触した皮膚や，吸入などの呼吸器から感作され抗体を持つと，次に同じエピトープを持つ果物などを摂取すると，アレルギー症状を呈する。食材は熱帯雨林のパパイヤやマンゴなど果物に反応することが多いが，それ以外にも，イチジク，カキ，モモ，トマト，ピーナッツ，タケノコ，ホウレンソウなどにも反応することがある。

　また，花粉なども鼻の粘膜や皮膚，口腔粘膜などから感作され，その後食物を摂取することで，各自が持っている抗体に応じたエピトープを保有する野菜や果物の摂取で，口腔粘膜を介したアレルギー症状を呈する。一つのアレルギー素因を持つと他のアレルギーも発症しやすくなる（表5－6）。

　化粧品の成分が食品由来でも，食物アレルギーが発症している。そのほかには，調理従事者が経皮，経気道で食品成分に感作され，その後その食品を摂取することで発症することもある。成人期の発症は，乳児期の発症に比べ，その食品に対する耐性獲得は難しいとされている。

5．食物アレルギーの発症予防対策

　様々な疫学調査の結果から，従来まで考えられていた離乳食でのリス

ク食品の摂取を遅らせる措置はしないことが望ましいことが明らかになった。アトピー性皮膚炎発症の小児についても，専門医と相談しながら早期に少量の摂取が望ましいことが分かってきた。また，食物アレルギーを発症するのは妊娠期の親の食事が原因の１つとされていたこともあったが，現在では遺伝的な素因と出生後の環境が問題だとされている。

　厚生労働省では現在，離乳食の開始は５～６か月とし，15か月頃が離乳の完了期としており，全体を初期，中期，後期，完了期に分けて食事量と望ましい食品の例を提示している。初日はたとえばスプーン１～２さじの少量から開始し，徐々に量を増やす。ガイドラインの卵黄などが初期に完熟で与えられているのは，タンパク質を加熱変性させることで抗原となる可能性を低くすることが考えられるからである。一方卵白は，卵アレルギーの抗原が多いためか，ガイドラインでは，中期以降の摂取になっている。また，牛乳についても，疫学調査の結果から調製粉乳と母乳に差がないことなどが分かっている。現在は，アトピー素因を持つ小児でもガイドラインに沿った食品の摂取が推奨され，新しい食品については少量摂取を心がけること，アトピー性皮膚炎の早期治療が食物アレルギー防止につながると考えられている。

6. おわりに

　本来食物は，私達の生命や健康を維持し，成長を助けるものであるが，ときとしてⅠ型アレルギー反応のように健康被害をもたらす。20世紀に入り1995年のヨーロッパアレルギー臨床免疫学会では，健康被害をもたらすものとして，毒物によるものと，そうでない２種類に分け，その後，食物によるヒトにとって不利益を被る反応を大きく以下のように分類した。

1）毒物によるもの

2）被毒物によるもの

　①免疫学的機序を介さない

　　・食物不耐症

　　・仮性アレルゲン（薬理活性物質）による反応

　②免疫機序を介する現象

　　食物アレルギー

　　・IgE 依存性

　　・非 IgE 依存性

　1）の毒物によるのとして，食中毒が挙げられ，食した量にもよるがほぼすべてのヒトが消化器症状を呈するものである。

　2）については，1）と違い，特定のヒトに現れると定義できる。2）の①は，特定の食物を十分消化できず，消化器症状が現れるもので，生命に危険はない。また少量食べただけでは症状が出ない。仮性アレルゲンはヒスタミンなどの化学物質がアレルギー反応を経ずに健康被害を持たらすもので，食品はまれに大量にその化学物質を保有する場合がある。仮性アレルゲンは，マスト細胞が分泌するサイトカインを食品が含有しているものである。アセチルコリンは日にちが経ったサバの乾物や，ホウレンソウ，トマト，ナスに含まれる。タケノコにはコリン，バナナ，キウイ，パイナップルにはセロトニンが含まれるので，摂取量が多いと非アレルギー患者でもアレルギー様症状を呈するが，これらは免疫学的機序によらないものである。トマト，キュウリ，アーモンドなどはサリチル酸を多く含み，食事依存性サリチル酸誘発性のアナフィラキシーを起こすなどの報告がある。

学習課題

表5-6を参照し，食物アレルギーと他のアレルギー疾患について表からどのようなことが読み取れるか簡単にまとめましょう。

参考文献

1. 食物アレルギー研究会　https://www.foodallergy.jp/document/
2. 国立研究開発法人 日本医療研究開発機構（AMED）「食物アレルギー診療の手引き 2020」「免疫アレルギー疾患実用化研究事業 重症食物アレルギー患者への管理および治療の安全性向上に関する研究」
3. 厚生労働科学研究班による「食物アレルギー栄養指導の手引き 2020」
4. 厚生労働科学研究班による「食物アレルギー経口付加試験の手引き 2020」
5. 斉藤久『アレルギーのしくみ』（技術評論社，2015 年）
6. 「アレルギーポータル」https://allergyportal.jp/knowledge/food/
7. 伊藤浩明『食物アレルギーのすべて』（診断と治療社，2022 年）
8. 「日本臨床アレルギー学会」https://www.jsaweb.jp/
9. 「食物アレルギー診療ガイドライン 2021」https://www.jspaci.jp/guide2021/jgfa2021_13.html

6 | 食品に含まれるハザード（危害要因）

山﨑　壮

《学習のポイント》　どのような食品も 100％安全（ゼロリスク）はあり得ないことおよび安全と安心は異なる概念であることを解説する。その上で，食品に含まれるハザード（危害要因）のうちから汚染物質を取り上げ，汚染物質のリスク評価と危害防止のためのリスク管理について理解できることを目指す。

《キーワード》　ハザード（危害要因），リスク，リスク評価，リスク管理，汚染物質，耐容一日摂取量（TDI）

1. 食品に含まれるハザード（危害要因）とは

(1) 100％安全な食品はない

　毎日食べている食品を危険だと思いながら食べている人はいないはずであるが，日常食べている食品は，人類の長い食経験によって，とりあえずは食べてもすぐに健康危害はでないことが分かっているものを「食品」として食べているだけなのである。歴史的な食経験がない，または食経験が短い天然成分は，食品として安全なのかがよく分かっていない。そのため，「食品」だから，「天然」だから，安全とは言えない。

　食品の長期摂取の安全性については，基本的に科学的な確認はされていない。食品には，栄養になる成分も人体に有害な成分も含まれているが，成分がすべて分かっているわけではなく，化学構造や機能が分かっている成分は食品に含まれる成分のうちの一部だけである。未知物質を

含めて，有害成分の量が少なければ人体に健康影響が現れないので受け入れているのである。極端な食べ方をしなければとりあえずは食べても大丈夫ということは，その食品のリスクがゼロという意味ではないのである。

(2) 毒性は摂取量（暴露量）で決まる

すべての物質は，量が多ければ毒になる。食品であっても，過剰摂取は健康被害の原因になる。たとえ「体に良い」成分であっても，過剰摂取は有害である。糖質や脂質の過剰摂取により，エネルギー摂取量過多が生活習慣病の要因であることを思い起こしてほしい。食品といえども不適切な摂取による健康被害が起こりえるし，食物アレルギーの影響を受ける人もいる。

量の概念は，食品以外の化学物質全般に当てはまる。たとえば，酸素は生命維持に必須であるが，酸素の酸化力が生体成分に極めて強い毒性を示す。生物は体内に強力な抗酸化システムを持っているとはいえ，適度な酸素濃度の環境にいるから生存できるのであり，100％酸素の環境中では生物は生きていけない。

化学物質の生体影響は，図6－1のように摂取量に依存して発現する。

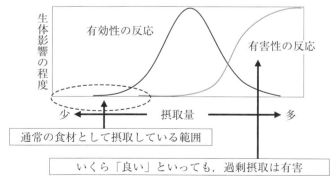

図6－1　摂取量と生体影響の関係
（注）　特定成分のみを大量摂取すると，通常の食材の摂取では起きない有害作用が現れることがある。

薬を例にして説明する。服用量が少ないと，薬が効かない。有効性のピーク付近に薬の服用量を設定する。その量よりも過剰に摂取すると副作用や毒性が現れる。

食品は薬と比べて生体影響の強さが弱いので，通常の摂取量（破線で囲った範囲）では食品に薬のような強い効果は期待できない。しかし，弱いとは言っても作用はあるので，5年，10年と続けていると，健康状態に影響が現れる。したがって，バランスのよい食生活が大切なのである。

(3) 食品に含まれるハザード（危害要因）とは

食品安全の分野では，ヒトの健康に悪影響を与える物質，または食品の状態（腐敗や変質，有害物質の混入など）のことを「ハザード」（危害要因）とよぶ。食品に含まれるハザードが，第1章2.に概説されているので参照してほしい。

100％安全な食品はないと述べたが，毒キノコやフグ毒など極めて毒性の強いものには販売や取り扱いの規制をしている例があるものの，一般的食品に通常含まれている成分に対しては「安全基準」がない。もしも厳しい規制をかけてしまうと食べられるものがなくなってしまうことが起こり得る。したがって，食品に含まれるごく一部の成分についてのみ，安全基準を設定して管理をしている。

2. 安全と安心，ハザードとリスク

(1) 安全と安心

物質の毒性によって健康被害が起こる危険性の大きさをどのように捉えているのかを考えたい。一般消費者と専門家では，「危険性」の捉え方が違う（図6-2）。

一般消費者は，理解できないものや信頼できないものに不安を感じて，

それを「危険」と判断する。不安な気持ちが「危険性」になる。一方，専門家は，「危険性」を科学的根拠に基づいて数値化して考える。「健康被害の大きさ」×「発生頻度（確率）」=「リスク」と言い，「リスク」の数値の大きさによって危険性の大きさを評価する。

次に，「安全」と「安心」を考える。私達はいろいろな場で「何々の安全安心を守るために」というように，「安全」と「安心」が一緒に使われているが，リスク評価の分野では「安全」と「安心」は別ものと捉えている。「安全性」と「危険性」は言葉を言い換えただけである。「安心」と「不安」は逆の気持ちを示す。そこで，次に「安全」と「安心」の違いに注目したい（図6－2）。「安全性」は，科学的根拠に基づいてリスクの大きさを評価することで判断できる。健康被害が大きく，かつ発生頻度が高いほど「リスク」は大きくなる。つまり，安全性が低下する。健康被害が小さく，まれにしか起こらない状況では，健康被害があるかないかが不確かなので，この状況の「リスク」は小さいと判断する。

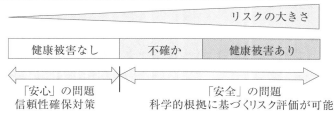

図6－2　安全と安心

一方，科学的根拠に基づいて判断すれば健康被害は心配ないと専門家が言っているが，やっぱり不安だという一般消費者の声をよく聞く。この状況は，「リスク」は十分に小さいので，リスク評価の対象となる「安全」の問題ではなく，「安心」の問題である。消費者は情報または情報源を信頼できないから安心できないのであり，「安心」は，情報と情報発信者の信頼性が問われている。

(2) ハザードとリスク

ヒトの健康に悪影響を与える物質または食品の状態が「ハザード」であるが，リスクの原因が「ハザード」であるとも言える。食品のハザード，つまり，ヒトに健康被害を及ぼす可能性のある原因物質としては，農薬，動物用医薬品，食品添加物，汚染物質，重金属，食品中の有害成分などがある。

一般的には，「リスク」＝「健康被害（有害影響）の大きさ」×「発生頻度（確率）」で表す（図6－2）。食中毒のリスクにはこの考え方が適用できるだろう。一方，化学物質の暴露や食品摂取によって起こる健康被害の場合には，「発生頻度」の代わりに「摂取量」または「暴露量」を考えることもよく行われる。つまり，「リスク」＝「有害影響（毒性）の大きさ」×「摂取量（曝露量）」の考え方を採用する。有害物質の摂取量が多いほど，健康被害の発生頻度が大きくなる，つまり，健康被害者の人数が増えるからである。

健康被害のリスクの大きさが摂取量に依存する例として，食塩摂取を考えてみる。食塩は，適量であれば，料理に欠かせない調味料であり，健康影響が現れるリスクは低いのに対して，取り過ぎは健康に悪いことが分かっている。つまり，食塩はハザードであるが，有害影響が現れるか否かは摂取量次第なのである。リスクを考えるときには，原因物質の

摂取量を考える必要がある。ハザードだけを問題にすることは不適切である。

(3) リスクとリスク評価

　食品に含まれる汚染物質や有害物質のリスク評価を行うには，ハザードである汚染物質や有害物質が，

① どのような悪影響を及ぼすのか（危害の特徴，強さ）
　　汚染物質や有害物質がどのくらいの量（レベル）であればヒトの健康に悪影響を及ぼさない，または許容できるのか。

② どのくらいの確率で起こるのか（危害の発生頻度）
　　食品の場合には，摂取量（暴露量，発生頻度）

を科学的に評価する。そして，リスク＝「危害要因の健康影響の大きさ」×摂取量（暴露量，発生頻度）を評価することになる。

3. 食品中の汚染物質のリスク管理

(1) 食品中の有害物質

　食品中の有害物質は，次の三つに区分できる。

① 食品残留物質：農薬のように有効性を期待して意図的に使用した物質が，使用後に食品中に残っている場合
　　例：残留農薬，動物用医薬品，飼料添加物，食品添加物

② 汚染物質：ダイオキシンのように食品に意図せずに混入している有害物質
　　例：カビ毒（マイコトキシン），ダイオキシン類，PCB（ポリ塩化ビフェニル），重金属，ヒ素，内分泌かく乱物質，放射性物質

③ 食品に元々含まれている有毒成分
　　例：フグのテトロドトキシン，トリカブトや毒キノコ中の有毒成分，

ジャガイモのアルカロイドなど，動植物に含まれている自然毒

　食品残留物質は，使用を適切に管理することでリスクを大幅に低減している。一方，汚染物質は環境中などから意図せずに混入してしまうので，管理措置によってリスクを大幅に低減することが困難である。そのため，どのリスクレベルまでであれば受け入れ可能なのか（許容レベル）を決め，許容レベル以下のものだけを食品として流通させている。

　元々有毒成分を含む食品または部位は食べないことである。

　以下の節では汚染物質について述べる。食品残留物質については，第7章で述べる。

(2) カビ毒（マイコトキシン）

　カビは食品に着生して増殖する過程で様々な代謝産物を作り出す。抗生物質などヒトに有用な物質を作るカビもあるが，ヒトや動物に有害な物質を作り出すカビもある。カビが産生する代謝産物のうち，ヒトや動物に有害な物質を総称してカビ毒またはマイコトキシンと呼ぶ。300種類以上が報告されているが，食品衛生上問題になるカビ毒を表6－1に示す。これらのカビ毒は，肝臓，腎臓，胃腸などに急性的または慢性的な障害を与え，重症例では死亡する。また，強い発がん性を示すものもある。特に，アフラトキシンB_1は天然物中で最も強い発がん性を示す物質であると言われている。

　カビ毒には，食中毒細菌の毒素とは異なる次に挙げる特徴を持っており，この特徴がカビ毒による食品汚染にとって重要な点になる。

　カビ毒を産生するカビは土壌など自然界に広く分布しているので，食品のカビ汚染をゼロにすることは極めて難しい。それだけに，農産物や食品が生産される段階から収穫，貯蔵，流通，消費に至るまでの各段階

表6－1　食品を汚染する主なカビ毒

マイコトキシン		主な産生菌	主な汚染食品	予想される健康被害
アフラトキシン (B_1, B_2, G_1, G_2)		*Aspergillus flavus* *Aspergillus parasiticus* *Aspergillus nomius*	ナッツ類，トウモロコシ，米，麦，ハトムギ，綿実，香辛料	肝がん，肝障害，免疫毒性
アフラトキシン M_1, M_2		同上	牛乳，チーズ	肝がん，肝障害，免疫毒性
オクラトキシンA		*Aspergillus ochraceus* *Aspergillus carbonarius* *Penicillium verrucosum*	トウモロコシ，麦，ナッツ類，ワイン，コーヒー豆，レーズン，ビール，豚肉製品	腎障害，腎がん，免疫毒性，催奇形性
トリコテセン系	デオキシニバレノール	*Fusarium graminearum*	麦，米，トウモロコシ	消化器系障害，免疫毒性，IgA腎症
	ニバレノール	*Fusarium culmorum*		
フモニシン		*Fusarium moniliforme*	トウモロコシ	肝がん（実験動物）
ゼアラレノン		*Fusarium graminearum* *Fusarium culmorum*	麦，ハトムギ，トウモロコシ	エストロゲン様作用
パツリン		*Penicillium expansum*	リンゴ，リンゴ加工品	脳・肺浮腫，消化器障害

（出所）「小西良子：カビ毒（マイコトキシン），健康・栄養科学シリーズ　食べ物と健康　食品の安全（国立研究開発法人医薬基盤・健康・栄養研究所監修，有薗幸司編集），改訂第2版，p.149, 2018, 南江堂」より許諾を得て転載。

で食品を適切に管理することで，カビの汚染防止とカビの増殖防止，カビ毒の産生阻止をする対策が重要である。農産物の輸出入では防カビ剤を使用することもある。

　カビ毒は，一般的に理化学的に安定である。耐熱性もある。そのため，カビは加熱や環境変化で死滅しても，カビ毒は食品中に残る。農産物や食品がカビ毒に汚染されると除去は困難であり，カビ毒による健康被害を防ぐには，汚染した食品を廃棄するしかない。

　食品や飼料中のカビ毒に対しては，世界各国が規制値を設定している

が，国によって規制するカビ毒の種類と規制値に違いがある。

(3) PCB（ポリ塩化ビフェニル）

PCB（図6-3）は有機塩素化合物の一種であるが，化学的安定性，不燃性・耐熱性，高絶縁性，脂溶性（水に溶けにくい），高粘着性などの特性があることから，「夢の化学物質」と言われ，電気変圧器やコンデンサーなどの電気製品の絶縁油，熱媒体，潤滑油，塗料・油性インクの溶剤，ノーカーボン複写紙など世界中で非常に広い工業用途に使われていた。これらの多くが使用後はゴミとして捨てられたので，環境中に拡散した。このPCBの「すぐれた特性」こそが，PCBを脂溶性，難分解性（環境中で分解されにくい），高蓄積性（生物体内に濃縮，蓄積しやすい）のある非常にやっかいな環境汚染物質にしてしまった。環境中に拡散したPCBは，生物濃縮と食物連鎖によって生物体内に蓄積する。食物連鎖ピラミッドの上位生物ほど大量に摂取，蓄積していくことになる。つまり，ヒトはPCB汚染の影響を受けやすいのである。

PCBはヒトに対する慢性毒性が問題になる。皮膚の黒褐色化，肝臓肥大，肝臓の機能障害，免疫機能抑制などが報告されている。

日本では，PCBが製造工程で混入した米ぬか油を食べて大規模な中毒事件「カネミ油症事件」が1968年〜69年に起こった。死亡100名以

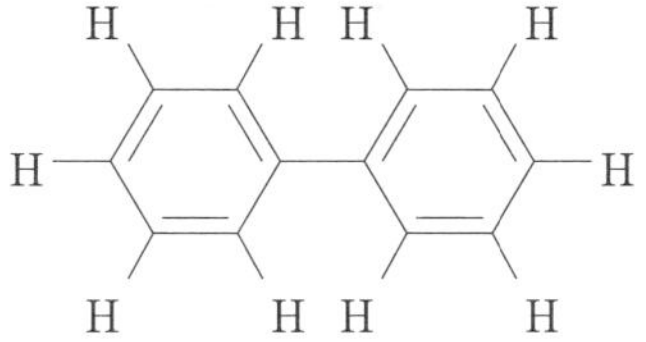

この構造式のいずれかの1個以上の水素原子(H)が塩素原子(Cl)に置換した
化合物を，PCB（ポリ塩化ビフェニル）と呼ぶ

図6-3　PCB（ポリ塩化ビフェニル）

上，これまでの累計認定患者数（死亡者数を含む）が2000名超という大事件である。

なお，現在は，PCBの一部が加熱によりダイオキシンの一種であるポリ塩化ジベンゾフランになり，それがカネミ油症患者に強い毒性を示したと考えられている。

日本では，このカネミ油症事件をきっかけにして，化学的に安定で環境中で分解しにくい物質の製造と使用を規制する政策がとられるようになった。1973年に「化学物質の審査及び製造等の規制に関する法律」（通称が「化審法」）が制定され，PCBの製造，輸入，使用が禁止された。その後，他の先進国でもPCBの製造が中止になった。さらに，2001年には，残留性有機汚染物質に関するストックホルム条約（POPs条約）が採択された。この条約により，PCBの製造，使用，および廃棄が国際的に規制されるようになった。2025年までにPCB含有機器の使用を停止し，回収・保管しているPCB廃棄物と使用機器を無害化処理することを2028年までに完了することを目標にしている。

PCB以外の物質にも，日本では「化審法」に基づいて，
・環境中で自然に分解しにくい（難分解性）
・生物の体内に蓄積されやすい（高蓄積性）
・継続的摂取により人の健康を損なうおそれがある（人への長期毒性）
の3つの性質を持つ化学物質（残留性有機汚染物質，POPs）については，製造・使用・排出を規制するなど，厳しい管理をする政策がとられている。世界的には，ストックホルム条約によって残留性有機汚染物質が規制されている。

食品一般が広くPCBに汚染されていることが分かっている。母乳からも検出されている。化審法制定後，食品のPCB汚染はゆるやかに減少しているが，海底土壌や生物に蓄積するとなかなか減少していかない

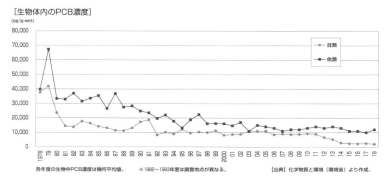

図6-4 生物におけるPCB汚染の経年変化（幾何平均値）
(出所) 環境省パンフレット「残留性有機汚染物質」2021年3月作成

ので，環境汚染物質のレベルが下がるには長い年月が掛かる（図6-4）。

食品衛生法により，食品中のPCB上限値（規制値）が規定されている。PCBのTDIが5μg/kg体重/日（体重50kgのヒトで250μg/日）であるが，日本人の食品からのPCBの摂取量推定値は4.3〜0.1μg/日（1977〜2003年）であり，TDIの1.7〜0.04％である。摂取量の多くが魚介由来である。

4．食品中の汚染物質のリスク評価

(1) 汚染物質の摂取許容量の設定

食品自体に元々含まれている有害成分の場合や環境汚染物質が食品に意図せずに混入してしまう場合には，食品中の有害成分量を大幅に低減することが難しい，または避けられない。そのため，ヒトに健康被害を及ぼさない最大量を決め，その量（許容レベル）以下であれば食品に含まれていても我慢して食品として流通させている。許容レベルは，動物実験データやヒトの疫学データを基にして設定される。動物実験では，試験物質を大量に与えて，そこで現れる毒性の種類とその強さを調べる。

それを基に，ヒトに起こる可能性のある毒性の種類，特徴，強さを予測する。化学物質の摂取量と生物影響の間には用量 - 反応曲線の関係があるが，多くの物質では閾値（ある量よりも摂取量が少なければ有害影響が認められないが，その量を超える有害影響が現れるとき，有害影響が認められない最大量）がある。この閾値を NOAEL（無毒性量）と設定する（第2章，第7章を参照）。しかし，ハザードの中には閾値が存在しないとされている場合がある。遺伝毒性発がん物質がその例である。このような場合には NOAEL を決めることができない。

NOAEL が決まると，不確実係数（UF）を用いて耐容一日摂取量（TDI）を設定する。ただし，体内に比較的長く留まる化学物質では，長期間の累積的な摂取量を管理する必要があるので，耐容一日摂取量（TDI）の代わりに，1週間当たりの摂取量である耐容週間摂取量（TWI），または1か月当たりの摂取量である耐容月間摂取量（TMI）を用いることがある。

なお，食品の有害成分や環境汚染物質の場合には，これらを算出する根拠となる毒性データが不十分なことが多い。不運にして被害にあってしまったヒトの疫学データを基にして，有害影響が出ないであろう摂取量を決めて，それに不確実係数（UF）を用いて安全基準値（食品中の許容上限濃度，規格値）を設定することが行われる。

(2) 汚染物質の許容量設定は厳しければよいとは限らない

食品添加物や残留農薬のように意図的に使用されるものであれば，十分に大きな安全係数（SF）を設定して，摂取量の多い集団であっても基準値を超えないように使用基準を設定する（第7章を参照）。しかし，食品に意図せずに混入してしまう汚染物質の安全基準値は，厳しければよいとは限らないことを述べる。

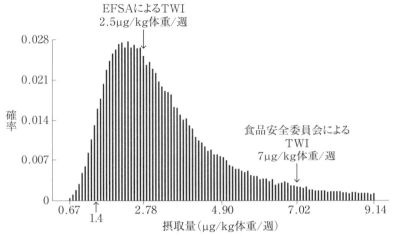

図6−5　日本人のカドミウム摂取量の分布
(出所)　食品安全委員会『汚染物質評価書「食品からのカドミウム摂取の現状にかかる安全性確保について」』(2008年7月)「図3 日本人のカドミウム摂取量の分布」を改変

　日本における食品の安全性評価機関である食品安全委員会とEUにおける食品の安全性評価機関であるEFSA（欧州食品安全庁）は，カドミウムによるヒトの健康被害データを用いてカドミウムのTWIを設定したが，同一のデータを用いていながら，異なるTWIを設定した（図6−5）。そこで採用しているUFが，食品安全委員会は2，EFSAは4であり，通常の10（ヒトの健康被害の疫学データを採用するときに使用されるUF値）は採用していない。日本もEUもUF10を採用したくても採用できなかったのである。もしも食品安全委員会がUF10を採用してTWIを設定したとするとTWIが1.4 μg/kg体重/週となり，ほとんどの日本人のカドミウム摂取量がTWIを超えてしまうことになる。

カドミウムの摂取量を TWI 以下にするためには，食品の摂取量を減らすしかなく，多くの食品が食べられなくなってしまう。

　日本は火山国であり，土壌中のカドミウム含量が比較的高いうえ，海産物にもカドミウムが多く含まれているものがある。そのため，EU 域と比べて日本の方が食品由来のカドミウム摂取量が多い。日本の食生活環境ではカドミウム摂取量を減らすことは簡単ではない。基準値（ここでは TWI）の現実の設定では，一部のヒトはこの値を超過してもやむを得ないが，多くの人は超過しないレベルに設定される。そのため，日本の TWI は EU の TWI よりも高い値になっている。

　なお，政治的配慮があったとしても，日本の TWI には UF2 は確保されている。つまり，TWI は NOAEL の 1/2 なので，安全側に余裕があり，摂取量が TWI を超えたからといって直ちに健康に悪影響が出るというものではない。食品に含まれるカドミウム濃度は，貝類・イカ・タコ・カニの内臓と国内産米に多いが，日本人がそれらを食べ続けていたためにカドミウム中毒症状が現れた健康被害が報告されていないことからも，食品安全委員会が設定した TWI でも安全性は確保されていることが理解できるであろう。

学習課題

1　人類の長い食経験によって，そのまま食べると健康に悪影響を与えるが，調理加工することで安全性が向上して「食品」としている例を考えてみましょう。
2　適量の摂取量であれば健康維持に有用であるが，過剰摂取すると健康に有害影響を与える食品成分を考えてみましょう。
3　PCB による環境汚染が世界中に広がっていたことが分かったことを

きっかけにして，残留性有機汚染物質（POPs）を規制する国際条約（ストックホルム条約）が採択されました。この条約で規制されていることを調べてみましょう。

参考文献

1. 有薗幸司編『健康・栄養科学シリーズ　食べ物と健康　食品の安全〔改訂第2版〕』（南江堂，2018年）
   そのほか食品衛生学の大学教科書各種。
2. 畝山智香子『「安全な食べもの」ってなんだろう？　放射線と食品のリスクを考える』（日本評論社，2011年）
3. 畝山智香子『本当の「食の安全」を考える　ゼロリスクという幻想』（化学同人，2009年）
   文庫本が2021年に出版。
4. 食品安全委員会ホームページ　http://www.fsc.go.jp/
   履修者には，「食品の安全性に関する用語集」（食品安全情報マップの中にある）と「消費者向け情報」が有用。

7 | 食品に意図的に使用する物質

山﨑　壮

《**学習のポイント**》　食品添加物，農薬，動物用医薬品など食品に意図的に使用する物質の安全性確保を図るために行われているリスク評価とリスク管理について解説する。食品に意図せずに混入する汚染物質のリスク評価とリスク管理との共通点と相違点にも触れる。

《**キーワード**》　リスク評価，許容一日摂取量（ADI），リスク管理，使用基準，残留基準，ポジティブリスト制度

1．食品に意図的に使用する物質とは

　食品の製造から消費までの過程で，目的を持って意図的に使用される物質としては，農薬，動物用医薬品，飼料添加物，食品添加物が挙げられる。使用することで効果が期待できるが，過剰量の使用や不適切な使用はヒトへの健康影響が懸念される物質なので，原則として，国が物質ごとに有効性と安全性の評価を行った上で，食品に残存する量の上限値を設定して，その物質が使用された食品を摂取することによってヒトへの健康影響が現れることがないように管理している。

2．食品に意図的に使用する物質のリスク評価

（1）リスク評価とリスク管理の役割分担

　日本では，農薬，動物用医薬品，飼料添加物，食品添加物の食品中の残存のリスク評価を食品安全委員会が行う。リスク評価方法（食品安全

委員会では「食品健康影響評価指針」と呼んでいる）が公表されている。リスク評価の基本的考え方と評価手順は，これらの物質すべてでほぼ共通なので，次節では食品添加物を例にして説明する。

　一方，食品に意図的に使用する物質のリスク管理については，農薬，動物用医薬品，飼料添加物の指定と適正利用方法（使用基準）は農林水産省が管理し，農薬，動物用医薬品，飼料添加物の食品中の残存基準と食品添加物の指定と規格・基準は消費者庁が担当し，それら規格・基準が守られているかの監視を厚生労働省が担当する[1]。

(2) 食品に意図的に使用する物質のリスク評価の考え方と評価手順
―食品添加物を例にして

　食品添加物は，国が許可した物質しか販売と使用ができない。企業が新たな物質を食品添加物として販売・使用するためには，企業は国が指定した資料を揃えて国に申請する。この行為を「指定要請」と言う。国は指定要請を受けると，消費者庁が食品安全委員会にリスク評価を依頼する。食品安全委員会は，企業から提出された資料を評価する。疑義や不足データがあれば指摘事項として申請者に追加情報を求めて，リスク評価を進める。

1)　食品安全委員会が行うリスク評価手順の概要

　①　化学的安全性の評価

　　　評価対象物質（食品添加物製品）に含まれる主成分と不純物が明らかになっているか，その結果に基づいて成分規格案が作成されているかを評価する。

1　食品衛生法に基づく食品衛生行政は，これまでは厚生労働省が担ってきたが，2024年4月1日からは，そのうちの食品衛生基準行政を消費者庁に移管し，厚生労働省は食品衛生監視行政を担当することになった。
　食品衛生基準行政の例：①食品添加物の指定と規格基準の策定，②残留農薬，放射性物質等の規格基準の策定
　食品衛生監視行政の例：①不衛生食品等の販売禁止，②規格基準に違反する食品等の取締り，③営業施設の衛生管理等の規制・監視指導

② 安全性に関する試験結果の評価

　指定要請に必要な安全性試験を表7－1に示す。安全性試験は複数の試験で構成される。毒性試験では，評価対象物質を実験動物，微生物，培養細胞に大量に与えて毒性の発現の有無とその強さを調べる。体内動態試験では，実験動物に評価対象物質を与えたときの吸収，体内分布，代謝，排泄を調べる。得られた試験結果から，ヒトに起こる可能性のある毒性の種類，特徴，強さを予測する。

表7－1　食品添加物の新規指定要請に必要な安全性試験

試験の種類	評価事項
28日間反復経口投与毒性試験 （亜急性毒性試験）	実験動物に28日間繰り返し与えて生じる毒性
90日間反復経口投与毒性試験 （亜急性毒性試験）	実験動物に90日間以上繰り返し与えて生じる毒性
1年間反復経口投与毒性試験 （慢性毒性試験）	実験動物に1年以上の長期間にわたって与えて生じる毒性
発がん性試験	実験動物にほぼ一生涯にわたって与え，発がん性の有無
生殖毒性試験 （繁殖試験）	実験動物に二世代にわたって与え，生殖機能や新生児の生育におよぼす影響
出生前発生毒性試験 （催奇形性試験）	実験動物の妊娠中の母体に与え，胎児の発生，発育に及ぼす影響
遺伝毒性試験 （変異原性試験）	細胞の遺伝子や染色体への影響
アレルゲン性試験 （抗原性試験）	実験動物でアレルギーの有無
一般薬理試験	生体の機能に及ぼす影響を主に薬理学的手法を用いて調べる
体内動態試験	吸収，分布，代謝及び排泄等の体内動態

（注）　食品のリスク評価に関する用語解説が以下のサイトに掲載されている。
　　　食品安全委員会「食品の安全性に関する用語集」（https://www.fsc.go.jp/yougoshu.html）

③ 実験動物に有害影響が現れない量を求める。

　　毒性試験と体内動態試験の結果から，実験動物に有害影響が現れない量（無毒性量，NOAEL，No Observed Adverse Effect Level）を求める。

④ ADI（許容一日摂取量，Acceptable Daily Intake，一日許容摂取量ということもある）を設定する。

⑤ 摂取量（曝露量）の評価

　　ヒトが食品摂取によって評価対象物質をどの程度摂取する（曝露される）かを推定する。食品中に含まれる評価対象物質の量と食品の摂取量などから推定摂取量（推定曝露量）を算出する。

⑥ 使用基準案の評価

　　食品添加物として使用された場合の日本人の推定一日摂取量がADIを超えないことを確認する。推定一日摂取量がADIを超える懸念がある場合には，適切な使用制限（使用できる食品の種類，使用量の上限）が設定されていることを確認する。

⑦ 食品添加物の安全性を総合評価

　　ADIの設定と食品添加物としての使用の可否の判定を行う。

2） NOAEL（無毒性量）の設定

化学物質による生体影響は，一般的には図7－1のように，摂取量（曝露量）が増加するとともに増加するが，摂取量（曝露量）がある値以下の時には生体影響が認められず，その量を超えると生体影響が認められる場合がある。生体影響が認められない最大量を閾値と言う。

リスク評価では，実験動物による毒性試験において，被検物質投与群（評価対象物質を大量に与えた群）と対照群（被検物質を与えなかった群）とを比べて生体影響が認められた場合，その影響が有害であるか否かを判断する。生体影響が有害影響であると判断された場合には，有

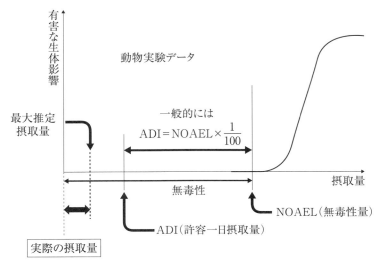

図7-1　有害な生体影響とADIの関係（閾値がある場合）

害影響が認められない閾値であるNOAEL（無毒性量）が安全性評価に使われる。

　表7-1に示したように，一つの物質について複数の毒性試験が行われる。一つの物質をある1種類の生物種で毒性試験を行うと，臓器・組織ごとに現れる生体影響が異なる上，生体影響が現れる最低摂取量（曝露量）が異なるのが一般的である。そこで，一つの試験で複数の有害影響が認められた場合には，有害影響の中で最も低いNOAELをその毒性試験のNOAELとする。さらに，複数の毒性試験で得られた複数のNOAELの中で最も低い値をその物質のNOAELとする。言い換えれば，最も感受性の高い毒性試験結果を採用してNOAELを決めている。食品安全委員会で食品添加物ネオテーム（高甘味度甘味料）のリスク評価のNOAEL設定の具体例を図7-2に示す。三つのNOAELの中で最

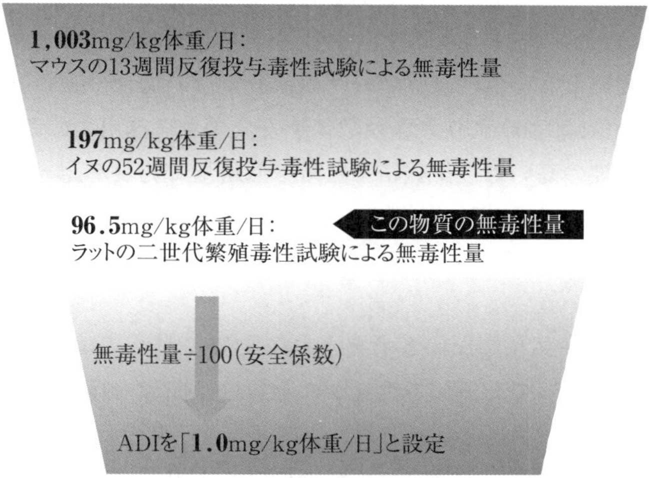

第 7 章　食品に意図的に使用する物質　│　**131**

1,003mg/kg体重/日：
マウスの13週間反復投与毒性試験による無毒性量

197mg/kg体重/日：
イヌの52週間反復投与毒性試験による無毒性量

96.5mg/kg体重/日：　　　　◀ この物質の無毒性量
ラットの二世代繁殖毒性試験による無毒性量

無毒性量÷100（安全係数）

ADIを「**1.0**mg/kg体重/日」と設定

図 7 － 2　ネオテームの ADI 設定
（出所）「食品安全委員会季刊誌　食品安全」Vol.15，2007 年，p.3

も低い値 96.5 mg/kg 体重 / 日をネオテームの NOAEL としている。

3)　ADI の設定

　ADI とは，ヒトがある物質を一生涯にわたって毎日摂取し続けても，現在の科学的知見から見て健康を損なうおそれがないと推定される 1 日当たりの摂取量を指す。通常，体重 1kg 当たりの量（mg/kg 体重 / 日）で表す。ADI を設定する際には，NOAEL から以下のように求める。

$$ADI = \frac{動物実験から得られた無毒性量（NOAEL）}{安全係数（SF，safety factor）}$$

　安全係数には，長年の経験に基づいて国際的に 100 が採用されることが一般的である。その理由は次のように説明されている。

安全係数 100 ＝ 実験動物とヒトとの感受性の違い（種差）10

　　　　　　　×ヒトの年齢や性別などによる個人差（個体差）10

ただし，根拠とした毒性試験データが十分でない場合や強い毒性が懸念される場合には，100 より大きい数値を安全係数に採用することがある。

　最も感受性の高い毒性試験結果（最も低用量で発現が認められた有害性）を採用して NOAEL を決めているので，その値に安全係数 100 を用いて設定した ADI には，安全側に十分に大きな余裕を持たせていると考えられている。

　なお，閾値が存在しないと考えられる物質に対しては ADI を設定できない。したがって，遺伝毒性発がん物質には閾値が存在しないと考えられているので，ADI を設定できない。一方，非遺伝毒性発がん物質には閾値が存在すると考えられているので，ADI が設定されている。

　食品安全委員会における食品添加物の評価では，ADI を設定せずに，「ADI を特定する必要はない」（食品添加物として適切に使用する限りにおいては，安全性に懸念がないと考えられる場合）と「ADI を設定できない」（いくら微量の摂取であってもヒトへの健康影響のおそれがあり，食品添加物として安全に使用できないと考えられる場合）の文言が使われることがある。

4)　ADI と TDI の使い分け

　ADI は，食品の生産過程で意図的に使用する化学物質（食品添加物，残留農薬など）に使われる。食品中に意図せずに混入している有害物質（重金属，カビ毒，汚染物質など）を経口摂取（曝露）する場合には，ADI の用語を使わない。代わりに，TDI（耐容一日摂取量，tolerable daily intake）の用語を用いる。また，安全係数（SF）の用語の代わりに，不確実係数（UF，uncertainty factor）の用語が使われる。ADI と TDI，SF と UF は，それぞれほぼ同じ概念である。

5) 摂取量の推定

　日本では，食品添加物の全国的な摂取量調査が継続的に行われている。調査方法は主としてマーケットバスケット方式[2]が採用されている。近年は，マーケットバスケット方式による調査が毎年食品添加物品目を変えて行われるとともに，食品添加物の生産・流通量調査に基づく摂取量調査が3年に1回行われている。調査結果は食品添加物の使用基準案を作成する際の基礎資料となる。また，既に使用されている食品添加物の摂取量がADIの範囲内にあることを確認している。

(3) 評価対象物質の摂取量・曝露量とADI・TDIとの関係

　ADIとTDIは，摂取量（曝露量）が長期的にこの値以下であれば健康影響がないであろうと考えられる「安全目安量」と見なすことができる。

　食品に意図的に使用する物質の場合には，使用制限を設定することで摂取量分布を意図的に管理できる。そのため，NOAELの1/100をADIに設定しても摂取量分布がADI（安全目安量）よりも十分に低いレベルになるように管理することが可能である（図7－3（A））。一方，食品に意図せずに混入している有害汚染物質の場合には，TDI（安全目安量）が摂取量分布と近い，または重なっていることがある（図7－3（B））。有害汚染物質は一般食品に含まれているので，一般食品の摂取量を簡単に減らすことができないことが多いため，摂取量分布を低くすることが難しい。栄養成分では摂取目安量の上限値と下限値が設定されており，これらが「安全目安量」になる。一般に，摂取量の上限値と下限値の差が小さく，上限値も下限値も摂取量分布のすぐ近くにある（図7－3（C））。食塩のように，1日の摂取量平均値が摂取目安量（上限値）を超えており，摂取目安量が摂取目標値になっている例さえある。

2　小売店から食品を購入し，その中に含まれている化学物質（食品添加物や残留農薬など）の種類と量を測定し，その測定値にその食品の平均喫食量を乗じて化学物質ごとの摂取量を推定する方法。

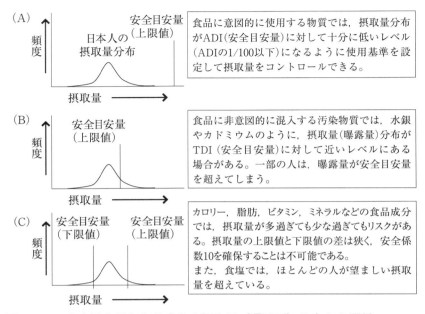

図7-3 安全目安量と食品成分の摂取量(曝露量)分布との関係
(出所) 畝山智香子『「安全な食べもの」ってなんだろう? 放射線と食品のリスクを考える』(日本評論社,2011年)を改変

3. 食品に意図的に使用する物質のリスク管理

(1) 食品添加物のリスク管理

1) 食品添加物の分類

　食品添加物は,日本を含めて世界中で,国が許可した物質だけが使用できる制度(ポジティブリスト制度)を採用している。日本では,食品衛生法で指定した物質だけが食品添加物として使用を許可される(指定制度)。この制度で認められた食品添加物を通常「指定添加物」と呼ぶ。日本で使用できる食品添加物には,①指定添加物(476品目,2024年3

月1日改正まで）に加えて，歴史的経緯から，指定添加物以外の，②「既存添加物」（357品目，2020年2月26日改正まで），③「天然香料」，④「一般飲食物添加物」がある。①には，合成添加物と天然添加物の両方が含まれるが，②～④はすべて「天然添加物」に属する。

合成添加物と天然添加物の区別は，製造方法による区分であり，天然に通常存在する物質か否かとは別の概念である。

合成添加物：化学的合成法で製造された食品添加物

天然添加物：化学的合成品以外の食品添加物

たとえば，アスコルビン酸（ビタミンC）は，野菜や果物などに広く存在する天然物であるが，食品添加物製品のアスコルビン酸はすべて化学合成法で製造されているので，合成添加物に区分される。両者は化学物質として化学的に区別できないし，生体内での作用に区別はない。L-アスパラギン酸（通常，「アスパラギン酸」と言っているアミノ酸）は微生物発酵法で製造されるので天然添加物に区分されるが，その水溶性を高めるためにアルカリ剤を加えてL-アスパラギン酸ナトリウムにすると，合成添加物に区分される。L-アスパラギン酸とL-アスパラギン酸ナトリウムも，生体内での作用に区別はない。

2)　成分規格と使用基準

食品添加物の安全性と品質を確保するために，食品添加物製品には規格基準が設定されている。

「規格」とは，成分規格である。ほぼすべての指定添加物と一部の既存添加物について，食品衛生法に基づき，国の成分規格が設定されている。

ただし，一般飲食物添加物と天然香料は指定制度の適用除外であり，原則として国として有効性・安全性審査と成分規格・使用基準設定を行わないことになっている。

「基準」とは，食品添加物の製造，使用，保存，表示に関する基準である。必要に応じて食品添加物の品目ごとに，あるいは対象となる食品ごとに設定されている。そのうちの「使用基準」は，食品添加物を安全に使用するため（例：殺菌剤，漂白剤，保存料），および食品の粗悪な品質をごまかすために食品添加物を使用させないため（例：生鮮食品，海産物に着色料で着色する）に設定された使用制限である。その食品添加物を使用できる食品の種類，使用目的，使用方法，食品への使用量または食品中の残存量などが規定されている。

規格または基準が定められたときは，規格に合わない食品添加物を製造，販売，使用することや，基準に合わない方法で食品添加物が使用された食品を販売，輸入することが禁止されている。たとえ健康被害が予測されなくても，国内流通が認められない。回収義務もある。

3) 既存添加物の安全性確認と品質規格の設定

1995年の食品衛生法改正の際に，それまでに流通実態のあった天然添加物を「一般飲食物添加物」と「天然香料」と「既存添加物」の三つのグループに分類した。「一般飲食物添加物」と「天然香料」は食経験が十分にあると考えられ，安全性に問題はないとして，国は安全性確認と成分規格作成を行わない。一方，「既存添加物」は，国により流通実態調査と安全性確認，および品質規格の設定が進められている。その過程で，アカネ色素にラットの肝臓と腎臓に対する発がん性が認められ，ヒトの健康を損なうおそれがあると認められたので，アカネ色素が既存添加物から消除[3]された。また，流通実態が確認できない品目が消除されている。

---

3 既存添加物の品目名が収載されている名簿「既存添加物名簿」から削除され，食品添加物としての流通，使用が禁止されること。

第7章　食品に意図的に使用する物質 | **137**

(2) 農薬，動物用医薬品，飼料添加物のリスク管理

1) 農薬の登録制度と使用に関する基準

　日本の農薬はすべて，農薬取締法と食品衛生法に基づき管理されている。農薬の使用については，農林水産省が農薬取締法に基づいて管理している。農薬の製造業者が国に申請して，審査を経て許可された農薬（登録農薬）のみが製造，輸入，販売，使用できる。この制度を「農薬登録制度」と言う。農薬には，食品への残留が基準値以下になるように，また農薬使用者の安全を守るために，農薬使用者が守るべき使用基準（使用方法）が規定されている。さらに，農薬による環境汚染を防止するために，環境省が環境保護に関する基準（登録保留基準）を設定して，登録農薬の使用を管理している。

2) 農薬の種類（用途別分類）

　農薬の使用目的による分類を表7-2に示す。

　表に挙げた農薬以外に，海外では収穫後に使用される農薬（ポストハーベスト農薬）がある。農産物の収穫後の貯蔵・輸送においてカビや害虫

表7-2　農薬の種類（用途別分類）

種類	目的・効果
殺虫剤	農作物を害する害虫を防除
殺菌剤	農作物や果樹に発生するカビや細菌を防除
除草剤	農作物の生長を害する雑草を防除（枯らす，発芽抑制）
殺鼠剤	農作物を食い荒らす野ねずみを駆除
植物生長調整剤	農作物の発根や着果を促進または抑制
忌避剤	樹木の新苗や樹皮を野生動物の食害から守る
その他	誘引剤，展着剤（農薬が植物や害虫に付着しやすくする，あるいは浸透しやすくする薬剤）など

を防ぐために使用される。日本では，一部のくん蒸剤を除き，収穫後に農薬を使うことが認められていないが，輸入かんきつ類の輸送中の防かび目的でポストハーベスト農薬を使用せざるを得ない。そこで，日本では防カビ目的で使用するポストハーベスト農薬を食品添加物として指定して管理し，食品添加物としての使用基準（使用できる食品と食品中の残存上限量）を設定している。

3)　動物用医薬品，飼料添加物の指定制度と使用に関する法規制

　　動物用医薬品にも飼料添加物にもポジティブリスト制度が採用されている。国が許可した物質だけが使用できる。

　　家畜や養殖魚等の病気の治療や予防の目的に使用される医薬品（動物用医薬品）は，「医薬品，医療機器等の品質，有効性及び安全性の確保に関する法律」（略称：薬機法）に基づき，製造，販売，使用方法が管理されている。飼料添加物は，飼料の品質低下の防止や飼料の栄養成分の補給などを目的として飼料に添加する物質であるが，「飼料の安全性の確保及び品質の改善に関する法律」（略称：飼料安全法）に基づき農林水産大臣が指定したものだけが使用できる。それらの多くの品目は食品添加物としても指定されている。

4)　動物用医薬品，飼料添加物の種類

　　動物用医薬品の種類を表7－3に示す。動物用医薬品については，食

表7－3　動物用医薬品の種類（薬効別分類）

種類	目的・効果
合成抗菌剤	細菌感染症の治療
抗生物質	細菌感染症の治療
ホルモン剤	家畜の成長促進，肉質の改善，飼料効率の改善
寄生虫用剤	寄生虫感染の予防または治療

品への残留が基準値以下になるように，使用者が守るべき使用基準（使用方法）が規定されている。

　飼料添加物には，食品添加物と同様な用途の物質に加えて，動物用医薬品である合成抗菌剤と抗生物質も含まれている。

5）　農薬，動物用医薬品，飼料添加物の残留基準

　農薬，動物用医薬品，飼料添加物の食品への残留については，食品衛生法に基づいて，消費者庁が食品中の残存基準を策定し，厚生労働省が違反する食品等の取り締まりを行う。

6）　農薬等へのポジティブリスト制度の導入

　2005年までは，一部の農薬にしか残留農薬基準が設定されていなかった。残留基準のある農薬については基準値を超えた食品の流通・販売が禁止されたが，残留基準が設定されていない農薬や農産物は規制の対象外であった。国内外で多くの農薬が使用されているにもかかわらず，残留基準が設定されていない農薬が食品から検出されても，その食品の販売を禁止することはできなかった。このように，禁止するものだけを指定する方式をネガティブリスト制度と言う。

　その後食品衛生法が改正されて，2006年からは，農薬，動物用医薬品，飼料添加物を「農薬等」として一括してポジティブリスト制度が導入された。農薬等のポジティブリスト制度では，残留基準が定められている農薬をポジティブリストに掲載し，このリストに掲載されている農薬以外は食品中の農薬等の残留を禁止する制度である。ポジティブリストには，農薬等ごとに，かつ個別の農畜水産物や食品ごとに残留基準が設定されている。一つの農薬でも食品ごとに残留基準値が異なる。残留基準は，食品安全委員会が農薬等のリスク評価を行い，ヒトが摂取しても安全と評価した量の範囲で，食品ごとに設定されている。現在世界中で使用されている農薬等のうち食品への残留を認めたものだけに残留基準値

を設定し，この値以下であれば食品の流通を認めるとした。それ以外の農薬については，「ヒトの健康を損なうおそれのない量」として 0.01ppm（食品 1kg 当たり，農薬等が 0.01mg 含まれる濃度）を基準値とする「一律基準」を新たに設定し，この値を超えて農薬等が検出された場合には，輸入や販売を禁止することになった。これにより，無登録農薬が一律基準を超えて食品に残留することを規制できるようになった。

　この新しい制度は，すべての食品に適用される。生鮮農産物以外にも，畜水産物，加工食品を含むすべての食品が対象になる。

　なお，農薬等として使用された物質が食品中に残留したとしても，「ヒトの健康を損なうおそれのないことが明らかであるもの」が，農薬等のポジティブリスト制度の対象外物質に指定されている。ミネラル類，アミノ酸類，ビタミン類等が指定されている。

7）　食品中の残留農薬等の摂取量調査

　厚生労働省では，国民が日常の食事を通じてどの程度の農薬等を摂取しているかを把握するために，マーケットバスケット方式による実態調査を毎年続けている。2022 年度食品中の残留農薬等の 1 日摂取量調査結果では，48 農薬等を対象に調査し，14 の食品群のいずれかで検出された農薬等の推定された平均 1 日摂取量（μg/ 人 / 日）の対 ADI 比（%）は 0.000％〜 2.954％の範囲であった。いずれの農薬等の推定された平均一日摂取量は ADI と比較して十分に低く，国民が一生涯にわたって毎日摂取したとしても健康に影響を生じるおそれはないものと考えられると結論している[4]。

4　食品衛生基準行政が消費者庁に移管されたので，消費者庁の web サイトで公表されている。

学習課題

1　合成添加物よりも天然添加物，合成着色料・合成保存料を不使用，食品添加物無添加が消費者に好まれるのはなぜなのかを考えてみましょう。

2　農薬の適正使用による農家と消費者の利点と残留農薬による健康影響の懸念を比較しながら農薬使用の意義を考えてみましょう。

参考文献

1.　食品衛生学の大学教科書各種，発行年の新しいものが望ましい。
2.　公益財団法人日本食品化学研究振興財団ホームページ
　　https://www.ffcr.or.jp/index.html
3.　第6章の参考文献

8 | 食品の変質

| 朝倉富子

《学習のポイント》　食品の加工，貯蔵中に生じる食品成分の変化について学び，食品の変質が生じる原因やそれらを防止するための方法に関する知見を得る。
《キーワード》　油脂の酸化，褐変，水分活性，低温貯蔵，加熱殺菌，品質保持剤

1. はじめに

　食品は，多くの化合物からなる複雑な成分系でできている。食品に含まれる成分は，収穫直後から代謝による変化を受け，また加工中に化学的，物理的に様々な変化を受ける。

　このような変化は，味，色，香り，物性など多岐にわたり，食品に新しい性質を付与し，品質の向上に寄与することがある。しかし，このような変化は，品質を低下させる場合もあり，それらの変化を抑制するための加工方法や保存方法がある。

　本章では，食品の変質の種類とそれらの防止方法としての加工などについて取り上げる。食品成分が変化する要因として酸化，温度，酵素の作用，微生物の増殖，成分間の反応などが挙げられる。

2. 酸化

　一般的な酸化とは，化合物に酵素原子が結合するあるいは水素原子が

脱離することである。食品中には酸化を受けやすい成分として，脂質，ビタミンC，E，A，ポリフェノールなどがあり，品質の低下だけでなく栄養価にも影響を与える。中でも，食品の貯蔵，加工中に生じる品質変化として最も注意すべきものは，油脂の酸化である。油脂の酸化には，空気中の酸素に触れるだけで生じる自動酸化と脂肪酸酸化酵素による酵素的酸化，高温で生じる熱酸化がある。

2.1　油脂の自動酸化

　脂肪酸の自動酸化は，①開始反応（ラジカルの生成），②連鎖反応，③停止の三つの段階で進行する（図8－1）。

①　不飽和脂肪酸が光などで分解して，脂肪酸ラジカル（R・）を生成する。

②　R・がO₂と反応してベルオキシラジカル（ROO・）となる。ROO・は別の不飽和脂肪酸（RH）と反応し，R・と過酸化脂質（ROOH）を生成する。この反応は酸素とRHがある限り繰り返し起こる連鎖反

①　$RH \rightarrow R \cdot + H \cdot$

　　　RH：不飽和脂肪酸

②　$R \cdot + O_2 \rightarrow ROO \cdot$

　　$ROO \cdot + RH \rightarrow R \cdot + ROOH$

　　$ROOH \rightarrow RO \cdot + \cdot OH$

　　　RO・：アルコキシラジカル
　　　・OH：ヒドロキシラジカル
　　　ROO・：ベルオキシラジカル
　　　ROOH：過酸化脂質

③　$R \cdot + R \cdot \rightarrow R - R$

　　$R \cdot + ROO \cdot \rightarrow ROOR$

　　$ROO \cdot + ROO \cdot \rightarrow ROOR + O_2$

図8－1　油脂の自動酸化

応である。鉄（II）や銅（I）が存在すると ROOH は新たなラジカルを生成し，これらも RH から R・を生成するため，酸化が進行する。
③　反応はラジカル同士が重合することで停止する。

　生成した ROOH は分解すると低分子アルデヒドや短鎖の脂肪酸が生成する。ROOH の分解物や重合物の生成により，粘度上昇，異臭の発生，着色を引き起こす。

2.2　酵素による酸化

　酸化反応を促進する主な酵素はリポキシゲナーゼ（LOX；Lipoxygenase）で，大豆，小麦，米などの穀類に多く含まれる。不飽和脂肪酸の酸化を触媒するリポキシゲナーゼは，不飽和結合に挟まれたメチレン基（$-CH = CH - \underline{CH_2} - CH = CH -$）から水素原子を引

$$-\overset{\overset{\textstyle OOH}{\textstyle |}}{C}H - CH = CH - CH = CH -$$

き抜き，酸素を付加することで過酸化物を生成する。生成した過酸化物は分解して低分子アルデヒドなどを生じる。豆乳の青臭みは，LOX の反応による生成物（ヘキサナール）が原因である。

・酸化防止

　酸化反応を抑制するために用いられるのが抗酸化剤である。酸化を促進する因子は，酸素，光，温度，遷移金属，フリーラジカル，酸化酵素などである。これらの因子を化学的，物理的に除去することで防止することができる。酸化防止剤にはラジカル捕捉剤が多い。ラジカル捕捉剤としてはポリフェノール類があり，天然抗酸化剤の多くはポリフェノールである。ビタミンC，ビタミンE，カロテンといったビタミンも，代表的な天然抗酸化剤である。酸素の影響に対する防止策としては真空包

装，不活性ガス（窒素ガス）への置換，包装内の酸素を吸収する脱酸素剤，光に対してはアルミ箔紫外線遮断フィルムなどの包装による光の遮断，金属に対しては，キレート剤を用い，クエン酸も防止効果を有する。LOX の阻害剤としてアスコルビン酸が用いられる。

2.3　トランス脂肪酸

　天然に存在する不飽和脂肪酸は，ほとんどがシス型結合である。トランス脂肪酸は主に液体状の不飽和脂肪酸に，工業的に水素を添加して，飽和脂肪酸にして固形油とする際に生じる。マーガリン，ショートニングなどの製造工程において行われる。天然では，反すう動物の胃で微生物によって生成され，乳製品，肉中に含まれる。

　トランス脂肪酸が注目されるようになったのは，トランス脂肪酸の多量摂取が LDL ／ HDL 比を大きく上昇させ，冠動脈疾患の危険因子となることが報告されたからである。そこでトランス脂肪酸の摂取量について，WHO やいくつかの国では，トランス脂肪酸の摂取量を，総エネルギー摂取量の1％未満に留めることを推奨している。

　日本人の平均摂取量は，0.3％程度と推定されていて，WHO の推奨する値よりもかなり低く，通常の食生活では健康への影響は極めて小さいと考えられるが，1％未満に留めることを心掛けることが望ましい。

3.　褐変反応－酵素的褐変と非酵素的褐変

　食品の加工・調理・保存中に色が変化することがある。顕著な例として，褐変現象が挙げられる。褐変現象は食品成分間の相互作用や酵素によって生じる。

3.1　酵素的褐変反応

リンゴやジャガイモなどを切ってそのまま置いておくと，切り口の色が褐色に変化する。これは切り口の細胞が損傷を受け，細胞質や細胞内小器官に存在していた酵素が放出され，ポリフェノールなどを酸化して変色が生じるためである。この反応をおこす酵素は，ポリフェノールオキシダーゼと総称される酵素群である。基質となるのはクロロゲン酸，カテキン類などのポリフェノールで，リンゴ，ジャガイモ，モモ，コーヒー豆，茶葉などに含まれ，変色を生じ，食品の劣化につながる。しかし，紅茶のように，茶葉がポリフェノールオキシダーゼによって，エピカテキン，エピガロカテキンガレートなどから赤橙色のテアフラビンが生成することで，特有の色調が生じる場合もある。

・酵素的褐変反応の防止

酵素の活性を抑えるために加熱（野菜のブランチング処理　80℃ 3分程度）をする。クエン酸，酢酸の添加により pH を低下させたり，亜硫酸，アスコルビン酸などの還元剤を添加して酵素活性を抑制したりする方法も用いられている。ポリフェノールオキシダーゼは，銅を含む酵素であるため，銅に対するキレート剤として作用するクロライドイオン（Cl⁻）やクエン酸の添加も有効である。

3.2　非酵素的褐変

褐変反応には，酵素の作用を受けず，食品成分間で反応が進行し，食品が褐色に変化する非酵素的褐変反応もある。非酵素的褐変反応の代表的なものは，アミノ・カルボニル反応である。この他に，カラメル化反応，脂質の酸化，アスコルビン酸の分解による褐変反応が知られている。アミノ・カルボニル反応は広く食品の加工・貯蔵中に生じるが，食品の

特徴として利用している例としては，パンの焼色，コーヒーの焙煎，しょうゆ，クッキー，みそなどである。一方で，調理，加工，貯蔵中に色・香りが劣化する原因となることもある。

アミノ・カルボニル反応ではアミノ基とカルボニル基が反応し，窒素配糖体が生成され，その後いくつかの反応段階を経て，褐色色素であるメラノイジンが生成する。メラノイジンは，構造的に単一の物質ではなく，複数の化合物の集合体である。アミノ・カルボニル反応は発見者の名前からメイラード反応とも呼ばれる。

アミノ・カルボニル反応は極めて複雑な反応経路を経て進行するが，代表的なグルコースとアミノ酸との反応によるアミノ・カルボニル反応について図8－2に示す。

・前期段階

アミノ酸などのアミノ基と還元糖などのカルボニル基が反応し，窒素配糖体を生成することから始まる。シッフ塩基（－C=N－）の二重結合が転位し，1.2-エナミノール，ケト型などのアマドリ転位生成物を生じる。

・中期段階

エナミノールからオソンや3-デオキシオソンなどのα-ジカルボニル化合物，フルフラールなどが生成する。2.3-エンジオールからは，1-デオキシオソンが生成する。

中期段階で生成する化合物は，高い反応性を有する。

・終期段階

中期段階で生成した化合物はアミノ化合物と反応したり，反応生成物同士が反応することによって高分子のメラノイジンを生成する。糖の中ではヘキソースよりもペントースの方が反応性が高く，アミノ酸ではリジン，アルギンなど塩基性アミノ酸の反応性が高い。銅や鉄などの遷移

148

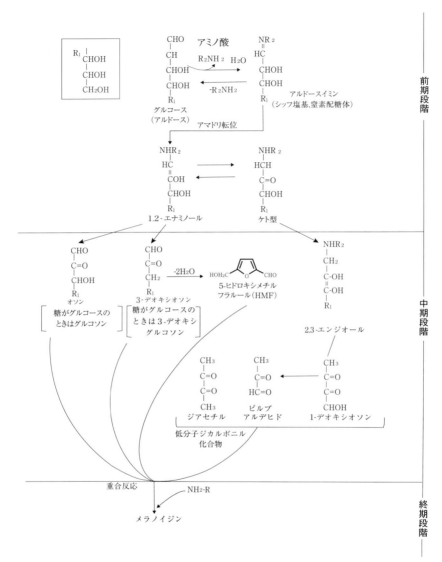

図8-2 アミノ・カルボニル反応

金属イオンは褐変を促進する。

　非酵素的褐変を防止するには，反応の出発物質であるカルボニル化合物の生成量を増加させる酸素を除くことが重要で，それにより褐変は抑制できる。また，亜硫酸はカルボニル化合物と反応して褐変を防止する。

　アミノ・カルボニル反応は，生体内でも同様の反応機構があると考えられており，生理学的視点からも注目されている。メラノイジンの生理作用として，抗酸化作用，活性酵素の消去，抗菌性などの有益な生理作用が報告されている。

　一方で，アミノ・カルボニル反応は，必須アミノ酸の減少による栄養価の低下や，低分子反応中間体のジカルボニル化合物からのアクリルアミドの生成，さらに Trp-P-1，IQ などの発ガン性物質の生成に関わっている。このようにアミノ・カルボニル反応は，功罪両方の化合物群を生成する。

4．水分

　食品には糖質，タンパク質，脂質，ビタミン，金属，その他微量成分など多様な成分が含まれているが，含有量が最も多いのは水である。

　水は H_2O（分子量 18）の分子式で示されるように極めて低分子であるが常温では液体である。水の分子量に近い低分子化合物である，アンモニア（NH_3：分子量 17），硫化水素（H_2S：分子量 34.08），メタン（CH_4：分子量 16）などは，常温ではすべて気体である。水の構造は図 8 − 3 のようになっている。すなわち，二つの O − H 結合の角度は 104.5° であり，O-H 結合の電子は酸素原子側に片寄っており，酸素原子が負（−）に水素原子が正（＋）に帯電した極性分子である。そのため，分子間の相互作用が生じ，水分子は互いにひきつけあい，分子運動の自由度が減少するため常温では液体である。

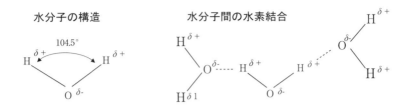

図8-3　水素結合

　水はこのように極性分子であるため，塩類や，アミノ基，カルボキシ基などの極性基を持つ分子が水によく溶ける。電荷の片寄りによって生じた極性が反対の電荷を持つ分子と相互作用したのが，水素結合である（図8-3）。

　食品中の水はその存在状態によって大きく二つに分けられる。結合水と自由水である。結合水はタンパク質や糖質の官能基と水分子が水素結合をして，自由に動くことのできない状態になっている。

　食品成分の表面には，食品成分と直接結合している結合水層がある。結合水層は，水1分子が並んで，単分子層を形成している。その外側に結合水層の水分子よりは弱い結合をしている準結合水層（2～3層を形成），準結合水層の外側に自由に動くことのできる自由水層がある（図8-4）。結合水（準結合水も含めて結合水と呼ぶこともある）は，流動性がないため，取り除くことができず，0℃でも凍結しない。さらに結

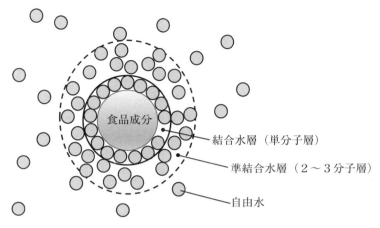

図8−4　食品中における水の結合状態

合水は，微生物にも利用されにくい特徴がある。結合水と自由水の割合が食品の保存に重要な意味を持つ。

4.1　水分活性

　食品の保蔵と水分の関係を考えるには単に総水分量ではなく，水の質を考える必要がある。それには水分活性（Aw；Water activity）の考え方が便利である。

　自由水が多い食品では，微生物が繁殖しやすく，結合水が多い場合はその逆となる。

　Aw は以下の式で表される。

$$Aw = \frac{食品の蒸気圧（P）}{純水の蒸気圧（P_0）}$$

　Aw は，一定の温度，湿度の密閉容器にそれぞれ食品と純水を入れ，

表8－1　ショ糖・食塩の濃度と水分活性

Aw	ショ糖（%）	食塩（%）
0.995	8.51	0.872
0.990	15.4	1.72
0.980	26.1	3.43
0.940	48.2	9.38
0.900	58.4	14.2
0.850	67.2	19.1
0.800	－	23.1

（出所）　北尾悟・鍋谷浩志編著『Ｎブックス　五訂　食品加工学』（建帛社，表1－13，2022年）

平衡状態になったときの蒸気圧から求める。自由水の比率を示すことで，乾燥や塩蔵，砂糖漬のように水分含量が違っても保蔵という視点から共通の指標で判断するために考えられたのがAwである。Awが低いと自由水の比率が小さくなり，微生物の増殖は低下する。

　水分活性を低下させる（自由水を少なくする）物質には，ショ糖，食塩，糖アルコールのソルビトール，グリセロールなどがある。これらの化合物は，水との親和性があり，それぞれの結合の強さによってAwは変化する。ショ糖と食塩の濃度とAwの関係を表8－1に示す。

4.2　水分活性と食品の変質

　水分活性と食品における様々な変質との関係は，図8－5，表8－2のようになる。生鮮食品，肉，魚，野菜，果物は，Awが0.98以上であり，腐敗，変質が起こりやすく，これらを防ぐためには低温で保存する必要がある。

　一般的な微生物はAw 0.8以上で増殖をする。脂質の酸化，酵素反応，非酵素的褐変は0.7以下でも進行し，脂質の酸化は，Aw0.3位までは，

Awの低下とともに減少するが，それ以下になると上昇する（図8－5）。

　Awが0.65〜0.85，水分を20〜40％含む食品を中間水分食品と言う。この条件では腐敗に関わるほとんどの微生物の増殖が抑制され，かつ水分量も適度に含まれているため食感は良好である。ジャムは，ショ糖の

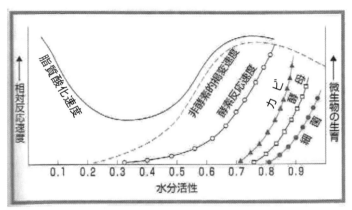

図8－5　Awと食品の変質
（出所）露木英男ほか『食品製造化学』（建帛社，6－1図，2021年）より一部改変

表8－2　微生物の発芽に必要なAwの下限値

Aw 値	微生物
0.96	*E.coli*
0.95	*Salmonella* spp.
0.94	*Cl.Botulinum*
0.91	細菌
0.88	酵母
0.85	*Staphylococcus* spp.
0.80	カビ
0.75	好塩細菌
0.65	耐乾性カビ
0.60	耐浸透圧性酵母

（出所）　並木満夫・松下雪郎編著『食品成分の相互作用』（講談社，1980年）p.240

持つ水酸基が多量の自由水を捉えるために Aw を低下させている。中間水分食品としてはジャム，ソーセージ，ようかん，つくだ煮などがある。

5. 食品の変質とその対策

食品は様々な要因によって劣化する。食品加工は，食材を調理・加工することによって摂取しやすい形状に変えていくものではあるが，一方で，食品の変質・腐敗を防ぎ，長期間の保存のためにも重要な役割を担っている。食品を保存する際には，表8－3のような様々な保存技術を用いることで劣化を防止している。

表8－3　食品保存技術の分類と具体的対策例

分類	具体的対策例
（1）食品の改善及び処理	
① 水分活性の低下	○砂糖漬，塩漬，Aw 調整剤の添加
② pH の低下	○酢漬け
③ 微生物生育阻害物の添加	○アルコール，有機酸，殺菌料の添加
④ 各種殺菌	○低温殺菌，レトルト殺菌，マイクロ波殺菌　紫外線殺菌，加速電子線殺菌，ガス殺菌，γ 線殺菌，オゾン殺菌
（2）外的条件の改善	
① ガス組成の調整	○真空包装，ガス置換包装，品質保持剤封入包装
② 光線の防止	○各種遮光性包材，紫外線吸収材
③ 水分移行の防止	○各種防湿包材
（3）流通保存条件の低温化	○コールドチェーン（チルド流通，冷凍流通）

(出所)　日本食品工業学会編『食品工業における科学・技術の進歩Ⅱ』（光琳，1995 年）p.60より一部改変

5.1　乾燥

　乾燥は，微生物の増殖を抑制し，化学反応を抑制することにも有効である。食品の水分には自由水と結合水があり，微生物に利用されるのは自由水である。自由水を減少させる方法に乾燥がある。

　天日乾燥は，太陽熱を利用して乾燥する方法で，果実（ブドウ，カキ，アンズ等），野菜（イモ，大根，カンピョウ等），海産物（アジ，イワシ，イカ，サバ，ノリ，貝等），畜肉（干し肉）などがある。

　機械乾燥には，熱風乾燥や液状食品を霧状に放出し，そこに熱風を当てて短時間で乾燥する噴霧乾燥（スプレードライとも言う）がある。インスタントコーヒーなどに利用されている。

　凍結乾燥は，凍結した食品を真空の装置中に置くことで水が昇化し，食品中の水分が低下する。高温の熱をかけないために，成分の変化，ビタミンの分解や加熱臭気の発生が少ない。

5.2　塩漬と砂糖漬

　塩漬は，野菜，魚で保存性を高めるために用いられるが，嗜好性を向上させる役割もある。食塩の効果は①浸透圧の上昇，②水分活性の低下，③溶存酸素濃度の低下による好気性菌増殖の抑制が挙げられる。砂糖を多く使用する食品（ジャム，ようかん，カステラ等）では室温での保蔵が可能となる。砂糖添加の効果として①浸透圧の上昇，②水分活性の低下が微生物の繁殖を抑制する。ショ糖・食塩の濃度と水分活性については表8－1を参照する。Awが0.9以下では一般細菌が，0.88以下では酵母が，0.8以下ではカビが増殖しなくなる（図8－5）。近年，健康への関心の高まりから，塩分や糖分を減少する傾向がある。塩分と糖分だけでは，保存性を確保することは，難しくなっており，冷蔵保存が必要

なものが増えている。

5.3 酸貯蔵 酢漬

低pH条件下では，一般的に微生物の生育が抑制される。pHに対する耐性は，カビ＞酵母＞細菌の順である。一般細菌はpH4.0以下になると増殖が抑制されるが，カビや酵母は，pH2.0でも増殖可能なものもあり，注意が必要である。乳酸発酵（ヨーグルトなど）や酢酸発酵（食酢）では，pHが低下するとともに，有機酸によって微生物の増殖が抑制される。みそ，しょうゆ，日本酒，天然酵母パンでもまず乳酸菌が働いてpHを低下させることで腐敗微生物や食中毒菌の増殖を抑制し，その後の発酵を進めるのに寄与している。

5.4 低温と貯蔵

各種反応における温度の影響を示す指標にQ_{10}がある。Q_{10}とは，温度が$10℃$上昇したときの反応速度を示すものである。一般的な反応では，温度が$10℃$上昇すると反応速度は$2〜3$倍となり，逆に$10℃$下がると$1/2〜1/3$になる。

生鮮野菜では，細胞が呼吸をしている。呼吸によるQ_{10}は$2〜3$であり，低温で貯蔵すると呼吸の抑制によって酵素反応，水分蒸散の低下が起こる。また，微生物の増殖も抑制され，非酵素的褐変や酸化反応速度の低下によって食品の保存性が高まる。温度と食品の保蔵効果は密接な関係があり，温度領域ごとに保蔵の特徴がある。低温貯蔵について，それぞれの温度帯と特徴を示す。

一般に食品を凍結させることなく低温で貯蔵する方法を冷蔵と言い，$0〜10℃$程度の保存温度のことを言う。$-5℃〜+5℃$の食品を凍結させず，氷結点に近い温度帯で保存することをチルドと言う。また$0℃$から氷結

点までの間の温度帯で食品を非凍結状態で保存し，冷蔵よりも鮮度を保持する氷温貯蔵（CF；controlled freezing-point storage）や氷結点よりやや低い半凍結状態で，表面は凍結しているが内部は半凍結状態（－3〜－5℃）で保存するパーシャルフリージング（PF）もある。冷凍は，氷結点以下の凍結状態で保存する方法であり，－18℃以下で保持する。

・**冷凍**

　食品中の水分には糖類，塩類，アミノ酸，タンパク質など様々な溶質が溶けているために0℃では凍結せず，それよりもやや低い温度で凍結が始まり－18℃以下で大抵の食品は完全に凍結する。

　食品が凍結を始める温度帯では，水が氷になるときに体積が膨張し，細胞壁を破壊して食感を悪くしたり，細胞内に水分が保持されずに解凍時にドリップとして流出することがある。大きな氷結晶が生成する温度域を最大氷結晶生成温度域（0または－1〜－5℃）と言い，この温度域の滞在時間が長くなると品質の低下が大きくなる。市販の冷凍食品では，凍結時にこの温度帯を早く通過させる急速凍結法が用いられている（図8－6）。

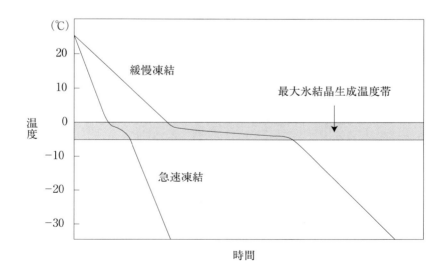

図8－6　食品の凍結温度曲線

一方で，凍結によって水の体積が膨張し，解凍時にドリップが生成することを利用した加工法に凍り豆腐（高野豆腐とも言う）の製造がある。豆腐のゲル状構造を作っているタンパク質は豆腐中の水分に溶解していて，凍結によってタンパク質は濃縮されるが，ネットワークは保持される。その後，凍結した氷は昇華して，水のあった場所に空洞が生じる。乾燥した凍り豆腐を水に浸すと，空洞に水分が入りスポンジ状になる。

5.5　加熱

加熱は，微生物の増殖を抑えるために行うもので，腐敗に関わる微生物を死滅させることを殺菌と言う。殺菌方法は，対象とする微生物の耐熱性を基に決められる。加熱によって食品は変化することがあり，変化（変質）を最小限に抑える殺菌方法が必要になる。個々の食品の特性を踏まえ，殺菌が行われている。たとえば，ジュースなどは，65℃で10分，清酒65℃15分程度，ハムは63℃で30分以上などである。乳類は，低温殺菌と高温短時間殺菌があり，低温殺菌（low temperature long time pasteurization: LTLT 法）は，62 ～ 63℃　30分，高温短時間殺菌法（high temperature short time pasteurization: HTST 法）72 ～ 85℃で2 ～ 15秒，超高温殺菌法（ultra high temperature pasteurization: UHT 法）120 ～ 150℃で0.5 ～ 4秒となっている。UHT 処理後滅菌容器に無菌充填された LL（long life）牛乳は，室温で1 ～ 3か月程度の保存が可能である。

レトルト殺菌は，大気圧以上の圧力下（1 ～ 2 kg/cm^2），100℃以上の温度で加熱殺菌する方法で，レトルトとは，殺菌に用いられる加圧殺菌釜のことである。100℃以下の加熱では死滅しない耐熱性の萌芽を形成するボツリヌス菌などを死滅させる加熱方法である。レトルトパウチ食品は，レトルト殺菌に耐えられるフィルム状の素材の袋や容器に充填

してから殺菌をしたもので，カレーやシチューのような加工品，白飯などレトルト加工されたものが製造されている。消費期限や殺菌条件は，用いられる容器，食品の種類，加工方法などによって異なる。びん詰や缶詰も同じ原理を用いて製造されている。

5.6　食品照射

放射線を用いる照射方法は，殺菌，殺虫，発芽防止，果物の熟成遅延などの目的で行われる。日本では，コバルト60（^{60}Co）のγ線照射が，ジャガイモの発芽防止のために，一回に限って照射することが認められている。

5.7　品質保持と包装

・品質保持剤

生鮮食品を除くほとんどの食品は，包装されて流通し，消費者の手元に届く。品質保持剤とは，食品中の水分や発生する各種気体の濃度を制御し，貯蔵中，輸送中の品質を保持するために用いられるものである。

・乾燥剤

防湿包装された吸湿を防ぐ必要のある食品，ノリ，茶，クッキーなどの乾燥剤としてシリカゲル，塩化カルシウム，合成ゼオライトなどがある。シリカゲルが最も一般的な乾燥剤である。合成ゼオライトはケイ酸，アルミ，アルカリ金属を含む化合物で，種類があるが，無数の細孔があり，細孔に水分が吸着し，吸湿を抑制する。

一方，果実や野菜類は鮮度を保つためには水分の補給も重要であり，パルプシート，不織布，高い吸収能を持つゲルポリマー中に水分を保持し，保蔵中に水を蒸発させてしおれを防ぐ。

・脱酸素剤

　包装内の酸素を除去することで，酸化，変色，カビなどの微生物の増殖を抑制することを目的とするものである。主に鉄の酸化反応を利用して酸素を吸収し，容器中の酸素濃度を 0.1% 以下にすることができる。

・真空包装，ガス置換包装

　酸素透過性の低いフィルムを用いて食品を入れた容器あるいは袋から空気を脱気してシールするものが真空包装である。真空包装は，その後の加熱殺菌を行うのに適している。

　ガス置換法は，窒素や二酸化炭素の混合ガスで置換する方法で，酸素分圧を低下させることで，酸化防止，好気性細菌，カビなどの生育を抑える。また，色，香りなど食品の品質劣化を抑制する。

学習課題

　食品の調理・加工・貯蔵中に起こる劣化とそれを防ぐ方法について調べてみましょう。

参考文献

1. 『食品学総論』（樹村房，2002 年）
2. 『食品学 − 食品成分と機能性 − 〔第 2 版〕』（東京化学同人，2021 年）
3. 『五訂　食品加工学』（建帛社，2022 年）

9 | 健康食品の安全性と適正利用

山﨑　壮

《**学習のポイント**》　健康食品の普及に伴い，健康食品による健康被害が多発している。食品と医薬品の違い，保健機能食品制度，いわゆる健康食品による健康被害について解説する。その上で，健康食品による健康被害の未然防止と健康食品の適切な使い方を理解できることを目指す。

《**キーワード**》　健康食品，サプリメント，特定保健用食品，栄養機能食品，機能性表示食品，ハイリスクグループ，健康被害，虚偽誇大表示，不当表示，消費者庁

1. 健康食品とは

(1) 健康食品とは

　食品の機能には，①栄養機能（栄養素の働き），②嗜好機能（おいしさ），③生体調節機能（健康の維持増進に役立つ働き）があるが，生体調節機能が有効に発現するように設計された食品が「機能性食品」と呼ばれている。食品の生体調節機能は，効果は緩慢であるが，少しずつ健康な状態に近づけていく，または病気，特に生活習慣病が発症しにくい健康状態を維持増進すると言える。たとえば，日常の軽い運動を長く続けることによる健康維持増進効果のようなものである。したがって，短期間での効果を期待することは無理である。また，病気の治療効果や病気の予防効果を期待することも不適切である。

　「機能性食品」とは別に，「健康食品」の名称も広く使われている。健

康食品とは，通常の食品よりも健康の維持増進に役立ちそうなイメージを与える食品全般を指している。しかし，法的定義や学術的定義がある名称ではない。製造方法も利用形態も様々である。従来から健康に良い食材として食べられている普通の食材がある。また，錠剤・カプセル剤の形状をした食品もある。

「サプリメント」の名称もよく使われる。もともとはアメリカのダイエタリーサプリメント（dietary supplements）の略語であり，主にビタミン，ミネラル，アミノ酸，その他日頃不足しがちな栄養成分を補助する食品を指すが，日本において法的な定義はない。錠剤・カプセル剤の形状が主流である。サプリメントもいわゆる健康食品に含まれる。

本章では，保健機能食品といわゆる健康食品を併せて取り上げる。

(2) 医薬品，健康食品，通常の食品の違い

1) 医薬品と食品（健康食品を含む）の違い

典型的な食品と典型的な医薬品（西洋医薬）の特徴を比べてみよう。医薬品は，明確な薬理効果（生理作用）を期待して利用する。一方，典型的な食品は，栄養効果が期待できるが，通常の摂取量であれば薬理効果（生理作用）も生理作用による副作用もほとんど現れない。しかし，健康食品の場合には，特定成分を濃縮したエキスを配合した製品が一般的であり，特定成分の大量摂取ができるので，通常の食品よりも強い効果が得られるかもしれないが，摂取量が多くなると健康被害が起こるリスクも高くなる。

製品の形状では食品と医薬品を区別することはできない。かつては医薬品でのみ認められていた錠剤・カプセル剤の形状が食品でも認められるようになった（2001年）ので，健康食品では錠剤・カプセル剤の形状の製品が広く流通している。

2) 医薬品と健康食品の違い

　健康食品（機能性食品）は健康の維持増進機能を期待する食品なので，食品の範疇に入るとはいえ，通常食品と医薬品の中間に位置していると言える。医薬品，保健機能食品，いわゆる健康食品の三者には違いがある（表9−1）。

表9−1　医薬品，保健機能食品，いわゆる健康食品・サプリメントの違い

	医薬品	保健機能食品	いわゆる健康食品・ サプリメント
対象者	病人	健常者 健康が気になる人	健常者 健康が気になる人
利用環境	・医師，薬剤師の管理下で服用 ・適用症，用法・用量が決まっている（国が審査・承認）	・消費者の自己判断で製品を選択・利用 ・摂取目安が示されてはいるが，利用方法は自由	・消費者の自己判断で製品を選択・利用 ・摂取目安が示されてはいるが，利用方法は自由
薬理効果	・効果の切れ味がよい	・ないか，非常に弱い ・複数成分の複合作用	・ないか，非常に弱い ・複数成分の複合作用
副作用	・強い場合が多い ・若干のリスクは容認	・ないことが前提 ・安全性が最優先	・ないことが前提 ・安全性が最優先
製品の品質	・有効成分，含量：明確 ・国が品質規格を管理 ・一定の品質の製品が製造・流通	・有効成分，含量：ある程度明確 ・国が品質規格を管理（注1），（注2） ・品質管理方法を国に届出（注3）	・有効成分，含量：不明確 ・同じ有効成分の製品でも，製品ごとに含有量や原材料が異なり，品質は様々
有効性と安全性の科学的根拠	・患者を対象にした大規模なヒト試験	・健常者を対象にした小規模なヒト試験（注1） ・これまでの栄養学の多くの知見（注2） ・研究レビューまたは健常者を対象にした小規模なヒト試験（注3）	・不十分な製品がほとんど ・実験動物や *in vitro* 試験のみの製品もある ・健常者を対象にした小規模なヒト試験を行っているのはごくわずか

（注1）　特定保健用食品
（注2）　栄養機能食品
（注3）　機能性表示食品

2. 保健機能食品制度－食品の機能性表示制度

　一般食品は，食品が持つ健康の維持増進に寄与する機能を表示することができない。しかし，食品成分には一定の健康の維持増進に寄与する機能があることが科学的に明らかになり，優良な機能性食品を普及させることが国民の健康増進に有用であるとの観点から，国は「保健機能食品」の制度を創設した。「保健機能食品」に該当する食品にのみ，例外的に食品成分の健康維持増進機能を表示することを認めた。つまり，「保健機能食品」とは，健康の維持増進機能の表示を認める食品表示制度の一つなのである。

　保健機能食品と一般食品，医薬品との関係を図9－1に示す。

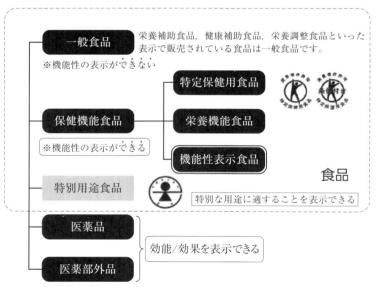

図9－1　保健機能食品と一般食品の違い
（出所）　消費者庁「「機能性表示食品」って何？」に加筆

第9章 健康食品の安全性と適正利用 | **165**

1）特定保健用食品

　健康食品のうち，国が有効性と安全性を保証している食品が，特定保健用食品と栄養機能食品である。

　特定保健用食品（通称：トクホ）は，事業者からの申請によって国が個別製品ごとに科学的根拠に基づいて有効性と安全性および製品の製造と品質の管理について審査を行って，特定の保健の目的が期待できる旨の表示が許可された食品である。有効性と安全性の科学的根拠としてヒト試験（臨床試験）が必須となっている。事業者は，許可を受けた製造方法，品質，表示内容にしたがって製品を製造・販売する。

2）栄養機能食品

　栄養機能食品は，栄養成分（ビタミン，ミネラルなど）を摂取するために利用される食品である。1日当たりの摂取目安量に含まれる栄養成分量が国が定めた下限量と上限量の範囲内にあり，栄養成分ごとに国が定めた機能表示とその栄養成分を摂取する上での注意事項を表示すれば，事業者は国の許可申請や届出なしに製造・販売することができる。

　指定されている栄養成分は，ビタミン13種類（ナイアシン，パントテン酸，ビオチン，ビタミンA，ビタミンB_1，ビタミンB_2，ビタミンB_6，ビタミンB_{12}，ビタミンC，ビタミンD，ビタミンE，ビタミンK，葉酸）とミネラル13種類のうちの6種類（亜鉛，カリウム，カルシウム，鉄，銅，マグネシウム）とn-3系脂肪酸である。これらは，いずれも日本人の栄養摂取基準が定められている。

3）機能性表示食品

　機能性表示食品は，2015年に創設された制度である。国が示したガイドラインに沿って事業者が自らの責任で有効性（機能性）と安全性の科学的根拠があると判断すれば，それらの科学的根拠，商品パッケージの表示内容，製品の製造と品質の管理，健康被害の情報収集方法[1]など

1　紅麹成分を含む機能性表示食品のサプリメント製品を摂取した人が腎臓の機能障害や死者が出る健康被害が起きた事件を踏まえて，2024年9月1日から，機能性表示食品と特定保健用食品を製造・販売する事業者に対して，健康被害が疑われる情報を把握した場合は，因果関係が不明であっても速やかに保健所などに報告することが義務化された。

を消費者庁に届け出ることで，健康の維持増進の機能性を表示できる。国は届出製品の根拠資料の信頼性を個別審査しない点が，特定保健用食品とは異なる。

機能性表示食品は国の審査を必要とせず，かつ費用と時間がかかるヒト試験が必須ではない。既に報告されている機能性成分に関する研究論文および食経験と安全性試験に関する情報から得られた知見を整理したもの（研究レビュー）も根拠資料として認められている。研究レビューの作成は，ヒト試験と比べて費用と時間がかからない。そのため，企業にとっては参入しやすい制度になっている。それを反映して，届出件数は，2015 年の発足から 4 年後には，1991 年にスタートした特定保健用食品の許可件数を超えた。2023 年末の時点では，特定保健用食品の許可件数が約 1060 件であるのに対して，機能性表示食品の届出件数は8000 件を超えている。

いわゆる健康食品の多くが利用者の体験談中心の宣伝であり，ヒト試験による有効性を示していないのに対して，機能性表示食品では機能性成分の有効性と安全性に関する研究論文や科学的知見を事業者が示している。いわゆる健康食品よりも有効性の根拠が信頼できる製品を消費者が選択できると言える。

なお，事業者からの届出情報はすべて消費者庁のウェブサイト「機能性表示食品の届出情報検索」で公開されているが，一般消費者にとって検索しやすく理解しやすいとは言えず，今後の課題である。

3. 保健機能食品の有効性と限界

特定保健用食品は国が有効性（機能性）と安全性を審査して許可している食品なので，機能性は保証されているはずであるが，その特定保健用食品でさえ，機能性には限界がある。医薬品のような強い機能を期待

することはできない。保健機能食品の対象者は生活習慣病の検査指標値が正常値より少し高いが，医薬品による治療までには至らない「境界域者」である。病気の症状が中程度以上の人たちは医薬品による治療が必要である。

1）大きな個人差

一般的に，健康食品の有効性の発現と健康被害の発生には大きな個人差のあることが分かっている。個人差は，遺伝的背景，食習慣，その他の生活習慣，健康状態などにより生じる。さらに，生活習慣病の検査指標値が正常域，境界域，軽症域の人たちで食品機能成分の効果を比較すると，有効性の効果は，症状の重い人の方が効果が出やすい傾向がある（図9－2）。

この実例を特定保健用食品である，茶カテキンを関与成分とする飲料を例に説明する。この食品は，「本品は，脂肪の分解と消費に働く酵素の活性を高める茶カテキンを豊富に含んでおり，脂肪を代謝する力を高め，エネルギーとして脂肪を消費し，内臓脂肪を減らすのを助けるので，内臓脂肪が多めの方に適しています。」の表示が認められている。有効性の根拠となっているヒト試験結果の一部を図9－3に示す。男性と女性では体脂肪の量や代謝が異なるので，男女別に集計しているが，被験

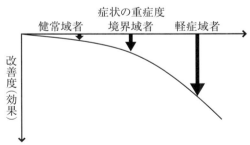

図9－2　保健機能食品の対象者と効果

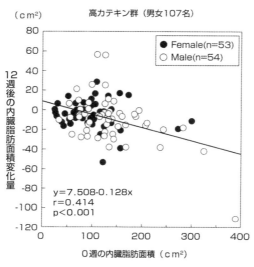

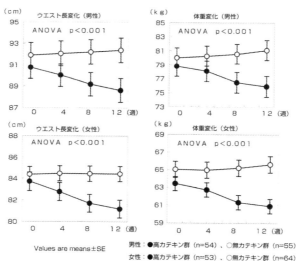

図9－3 肥満者に対する茶カテキン含有飲料の内臓脂肪量減少効果
被験者　内臓脂肪肥満型の男性109名，女性117名
摂取食品　高カテキン群：539.7mg/本(試験食品)，
　　　　　無カテキン群：0mg/本(プラセボ食品)
摂取方法　茶カテキン飲料を1日1本12週間継続摂取
(出所)　高妻和哉ほか「肥満男女に対するカテキン含有飲料摂取の効果」Progress in Medicine 25巻7号，pp1945-1957，2005年

者の平均値で見ると，カテキン飲料を摂取することで，男性でも女性でも，内臓脂肪，ウエスト長，体重の減少が認められている。しかし，個人別に内臓脂肪量の変化を見ると，効果に個人差が大きい上に，内臓脂肪の多い人ほど減りやすい傾向のあることが分かる。

2) 健康食品の効果は小さい

ケルセチン配糖体を関与成分とする飲料を例に説明する。この食品は，「本品は，脂肪分解酵素を活性化させるケルセチン配糖体の働きにより，日常の身体活動による脂肪を代謝する力（脂肪の分解・消費）を高め，体脂肪を減らすのを助けるので，体脂肪が多めの方に適しています。」の表示が認められている特定保健用食品である。ケルセチン配糖体を含

表 9 - 2　肥満者に対するケルセチン配糖体配合飲料の体脂肪低減作用

1　被験者の試験開始前の値

	プラセボ飲料群 男性：36 名　女性：53 名	試験飲料群 男性：33 名　女性：50 名
体重（kg）	69.97 ± 0.86	69.74 ± 0.91
全脂肪面積（cm²）	293.76 ± 5.83	290.75 ± 5.11
内臓脂肪面積（cm²）	87.54 ± 4.53	88.27 ± 3.99
皮下脂肪面積（cm²）	209.21 ± 5.81	202.47 ± 5.07

2　試験結果：試験飲料群の平均値－プラセボ飲料群の平均値

	0 週	8 週	12 週
体重　（kg）	0.00	0.02	0.14
全脂肪面積　（cm²）	0.00	－ 10.58	－ 10.30
内臓脂肪面積　（cm²）	0.00	－ 4.43	－ 7.35
皮下脂肪面積　（cm²）	0.00	－ 6.15	－ 2.94

摂取食品　試験飲料群：ケルセチン配糖体（イソクエルシトリンとして）；110mg/本，プ
　　　　　ラセボ飲料群：ケルセチン配糖体：0mg/本
摂取方法　1 日 1 本 12 週間継続摂取
（出所）　江川香ほか「肥満者に対するケルセチン配糖体（酵素処理イソクエルシトリン）
　　　　　配合緑茶飲料の体脂肪低減作用および安全性の検証」薬理と治療 40 巻 6 号，pp495
　　　　　-503，2012 年

む飲料（試験飲料）を1日1本，12週間継続摂取したグループは，ケルセチン配糖体を含まない飲料（プラセボ飲料）を継続摂取したグループと比べて有意に体脂肪が減少した。ただし，腹部断面画像で測定した体脂肪（表9-2の「全脂肪面積」）の減少量は約10cm^2（500円玉2個分の面積）であり，初期量約290cm^{2}の約3.4%である。体脂肪減少効果があるとはいっても，特定保健用食品は食品であり，医薬品のような大きな効果を期待をしてはいけないことが理解できよう。

4. 健康食品・サプリメントの問題点

いわゆる健康食品では，製品の品質が劣る，有効性と安全性の科学的根拠が乏しい，あるいは科学的根拠を示せないなどの製品が流通していることに気をつけなければならない。

(1) 違法医薬品

健康食品の中には，食品自体には効果がないので，求める効果を持つ医薬品成分を配合して「効く」と見せかけている製品がある。ダイエットや筋力増強を期待させる食品には，特に注意が必要と言われている。食品（健康食品も含む）に医薬品に該当する成分を配合したり，医薬品的な効能効果を表示（暗示も含む）したりすることは，「医薬品，医療機器等の品質，有効性及び安全性の確保に関する法律」（略称：薬機法）で禁止されている。これに違反した製品は「無承認無許可医薬品」として販売停止・回収の措置がとられる。国が毎年全国の流通製品の調査を行っているが，「無承認無許可医薬品」が毎年見つかっている。特に，海外のインターネットサイトで日本国内向けに販売されていた製品で高頻度に見つかっている。

いわゆる健康食品の中にもしも強い効果が現れているものがあれば，

医薬品成分が配合されている無承認無許可医薬品であることを疑った方がよい。

(2) 品質の多様性，不均一性

　特定保健用食品は製品の品質も国の審査・承認を受けており，品質が保証されているが，いわゆる健康食品は製品管理が事実上業者任せなので，様々な品質の製品が流通している。

　製品パッケージには，成分名が記載されていても，各成分の含量は示されていないことが多い。また，○○抽出物や△△エキスは，抽出原料の産地や収穫時期によって含有成分量が変動するし，○○抽出物や△△エキスに含まれている成分（有効成分と不純物）が特定されていないことが多い。そのため，効果を期待する機能性成分がその製品にどれだけ含まれているかを消費者が知ることができない。また，製品に機能性成分の含有量が表示されていたとしても，1日の摂取目安量に含まれている機能性成分量が製品銘柄によって大きな差があることも報告されている。機能性成分は多く摂取すればよいというものではない。過剰摂取は副作用のリスクがある。一方，まったく意味のない微量しか配合されていないこともある。それでは効果が期待できない。

消費者は，製品パッケージの表示を見て，自分が摂取する機能性成分の1日摂取目安量が自分が摂取する適量であるかを自己責任で判断するしかない。

　ここからは，いわゆる健康食品だけでなく，保健機能食品も含めて，健康食品全般について言える問題を述べる。

(3) 健康食品は医薬品ではないので，健康食品に強い効果を期待しない

　健康食品（保健機能食品を含む）には，医薬品のような強い効果は期

待できない。有効性と安全性が国によって評価されている特定保健用食品も，病気でない人の健康維持増進を目的にしているので，病気を治療する効果は期待できない。したがって，医薬品の服用をやめて，代わりに医薬品に似た作用があるとされる健康食品を摂取することは，病気の悪化につながるおそれがあるので，行ってはならない。

(4) 錠剤・カプセル剤は過剰摂取しやすい

　健康食品には錠剤・カプセル剤が多く，この形状の食品は過剰摂取しやすいことに注意しなければならない。また，錠剤・カプセル剤の健康食品には，食材から抽出・濃縮した成分を機能性成分として配合した製品が多い。

　抽出・濃縮成分を配合した健康食品を食べることは，丸ごとの食材を食べることとは摂取する栄養成分がまったく異なる。しかも，有効成分だけでなく，有害成分も濃縮される可能性がある。また，丸ごとの食材を調理した食品では食べる量に限界があるので食材に含まれる成分の摂取量に限界があるが，健康食品では特定成分を容易に大量摂取できる。それは特定成分を過剰摂取する危険性があるということであり，副作用・健康被害が起こるリスクがそれだけ高いということである。

　たとえば，大豆はすぐれた食品であり，適量摂取は日本人の健康維持増進に有用であると考えられている。一方，大豆イソフラボンを含む健康食品の摂取では，適量摂取では大豆イソフラボンのエストロゲン（女性ホルモン）作用が有効に働くが，過剰摂取すると有害作用が現れるので，過剰摂取に注意が必要であると食品安全委員会が注意喚起している。

(5) ハイリスクグループ

　健康食品による健康被害の発生頻度は一般的には低いが，体質や身体

状況によっては少量の摂取でも健康被害が発生することがある。高齢者，子ども，妊婦，病気の人は，健康食品による健康被害のリスクが高いハイリスクグループである。子ども，妊婦，病気の人は，健康食品，特にいわゆる健康食品の摂取を控えるべきと言われている。健康食品の愛用者には高齢者が多いが，高齢者の摂取には多くの問題点が指摘されており，摂取には十分な注意が必要である。

健康食品による健康被害事例の調査報告を紹介する。東京都が健康食品によるによる疑いがある健康被害事例を収集した調査報告では，被害事例の年齢は 50 〜 70 歳代が多かった（図 9 − 4）。性別では女性（73%）は男性（25%）の約 3 倍であった。健康被害事例の利用目的を見ると，20 〜 40 歳代ではダイエットと美容の目的，50 歳代以上では栄養補給と腰痛・関節痛の緩和の目的が多く，60 歳代以上ではさらに健康維持・健康増進の目的も多かった。被害者の 60% が基礎疾患を持っており，

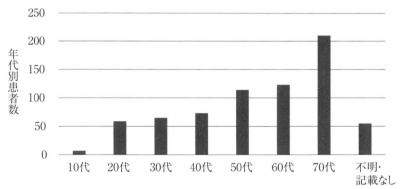

平成 18 年 7 月 1 日から令和 5 年 11 月 30 日までに収集した事例の集計結果。患者総数 706 名。

図 9 − 4　健康食品による健康被害事例の年齢分布（東京都調査）
（出所）令和 5 年第 2 回東京都食品安全情報評価委員会（令和 6 年 2 月 7 日開催）
　　　https://www.hokeniryo.metro.tokyo.lg.jp/shokuhin/hyouka/r5hyouka2.html
　　　「資料 3　令和 5 年度第 2 回「健康食品」による健康被害事例専門委員会からの報告」

持たない者（29%）の約2倍であった［基礎疾患の記載なしが11%］。症状・異常所見としては，皮膚症状（発疹・発赤・掻痒（かゆいところをかくこと））が最も多く，次いで胃部不快感・吐き気，肝機能障害・肝機能検査値異常，下痢・軟便の順であった。

（6）宣伝情報の信頼性

　国民の健康志向の高まりから健康食品が広く普及しているが，それだけに，企業の広告・宣伝も活発に行われている。それらの広告・宣伝の中には，健康の維持増進が必ずしも実証されていないにもかかわらず効果を期待させるような広告・宣伝をしている例が後を絶たない。

1）「虚偽誇大表示」や「不当表示」に惑わされない

　「健康増進法」や「不当景品類及び不当表示防止法」（景品表示法）は不適切な広告・宣伝を禁止している。法律に抵触する表示は「虚偽誇大表示」や「不当表示」と呼ばれる。

　食品（保健機能食品といわゆる健康食品も含む）では，「がんが治る」といった疾病の治療・予防等を目的とする医薬品のような表示[2]や，「ダイエットに効く」といった身体の構造や機能に影響を及ぼすことを目的とする表示[3]は禁止されている。しかし，いわゆる健康食品の中には医薬品的な効能効果をうたって宣伝している商品が見受けられる。食品に医薬品のような強い効果が期待できるはずがないことを認識しておく必要がある。過度の効果を期待させる宣伝はまず怪しいと疑ってほしい。

2）健康食品情報の科学的信頼性のレベルを認識する

　健康食品では，ヒト試験による有効性を報告した学術論文があることが重要である。ヒト試験の学術論文数が蓄積されているほど，ヒトに効

2　例：「糖尿病，高血圧，動脈硬化の人に」，「生活習慣病予防」，「骨粗しょう症予防」，「アレルギー症状を緩和する」，「花粉症に効果あり」，「インフルエンザ・コロナウイルスの予防に」，「便秘改善」，「認知症予防」

3　例：「疲労回復」，「体力増強」，「新陳代謝を盛んにする」，「老化防止」，「アンチエイジング」，「免疫力を高める」，「脂肪燃焼を促進！」，「細胞の活性化」，「歩行能力改善」

第9章　健康食品の安全性と適正利用　| **175**

果があることの科学的根拠としての信頼性が高い。

　一方，①「効果があった」という使用者の体験談，②具体的なデータの裏付けがない専門家（医学博士など）の推薦，③学会発表されているが，学術論文になっていない研究報告は，有効性を示す科学的根拠としての信頼性が低い。当然ながら，企業は，効果があった体験談と都合のいい権威者の意見しか広告に載せない。また，広告には安全性に関する情報はないに等しい。企業が有害性を広告することはない。

　また，動物実験の結果や試験管内実験結果で効果があったと宣伝していても，ヒトで効果があるとは限らない。

(7)　輸入健康食品は要注意

　現在，先進国では，食品と医薬品の中間に位置しているビタミンやミネラル，ハーブなどのサプリメントは，何らかの生理作用を示すものとして典型的な一般食品とは別のカテゴリーに分類されて，法的な規制対象になっている。

　しかし，問題は，食品と医薬品の中間にあり，かつ国の規制対象になっていないものである。日本では食品であるが，海外では民間薬や伝統的治療薬とされているものもある。日本では医薬品としての規制対象とはなっていないため，安全性確認，品質管理，適正利用の指導が不十分である例がいくつもある。そのため，海外の民間薬や伝統的治療薬とされているものが健康食品として輸入されて健康被害を起こした事例が数多く報告されている。何らかの生理作用があるということは副作用のリスクもあることを認識する必要がある。

5. 食品と医薬品の相互作用

（1）医薬品と健康食品の併用や健康食品の多剤服用は健康被害のリスクを高める

　医薬品の働きに対して併用する別の医薬品や食品成分が影響することがある。併用する医薬品同士の相互作用，薬と食品成分との相互作用は，服用する医薬品の数，摂取する健康食品の数が多いほど，健康被害が起こるリスクが高くなることが明らかになっている。服用する医薬品の種類が少ないうちは，医薬品成分は代謝，排泄され，副作用が現れるほどまでに血中濃度が高くなることはない。しかし，医薬品の種類が多くなると，体が医薬品成分を代謝・排泄する機能の能力を超えてしまい，医薬品成分の血中濃度が高くなりやすくなってしまう。特に高齢者は，老化に伴って医薬品成分を代謝する肝臓の機能と排泄する腎臓の機能が低下しているので，成人の通常服用量であっても，薬の血中濃度が高くなりやすい。

　医薬品では，原則として，類似の薬理作用を持つ医薬品を併用することはしない。作用が強くなりすぎて副作用を起こすリスクが高くなるからである。ところが，健康食品の実態調査では，多くの愛用者（特に高齢者）が複数の医薬品と複数の健康食品を併用している。たとえば，高血圧の治療薬を服用しながら「血圧が高めの方に」という健康食品を摂取している人がいる。医薬品と比べて健康食品の作用はかなり弱いが，それでも併用することで医薬品の効果が強く出過ぎてしまうことがある。さらに悪い場合には，類似の効果を期待する健康食品を複数種類併用している。

　東京都による健康食品による健康被害事例調査でも，健康被害者は医薬品の服用者が多い。高齢者は何種類もの医薬品を服用していることが

多いが，医療関係者から次の注意喚起が出されている。

①医薬品を服用している場合には，基本的には健康食品の摂取を控えること。特に注意が必要な医薬品が，高血圧治療薬と糖尿病治療薬。

②健康食品の多種類摂取を避けること。

③どうしても健康食品を摂取したいのであれば，医師，薬剤師のアドバイスを受けてほしい。

（2）食品と医薬品の飲み合わせが問題になる実例

食品と医薬品の飲み合わせが問題になる実例が数多く報告されているので，医薬品を服用していて健康食品を利用する場合には，ぜひ医師・薬剤師に相談してほしい。

食品と医薬品の飲み合わせで特に問題になる例として，次の三つが挙げられる。この組み合わせは重大な健康被害を起こすリスクが高いので，該当する医薬品を処方された場合には医師・薬剤師から服薬指導されるはずである。医師・薬剤師から避けるべき食品が指示されたら守るようにしてほしい。

①グレープフルーツと多くの医薬品の相互作用

②ビタミンKや納豆と血液凝固阻害薬ワルファリンとの相互作用

③ハーブの一種セント・ジョーンズ・ワート（セイヨウオトギリソウ）と多くの医薬品の相互作用

学習課題

1 食品安全委員会「健康食品」に関する情報を参考にして，いわゆる健康食品を正しく利用するために消費者が知っていてほしい事項をまとめましょう。

2 消費者庁「保健機能食品について」にアクセスして，特定保健用食品と機能性表示食品に関する情報を調べてみましょう。
3 国立研究開発法人 医薬基盤・健康・栄養研究所 「健康食品」の安全性・有効性情報にアクセスして，「素材情報データベース」から自分が見聞きしたことのある機能性食品成分を探してみましょう。

参考文献

国内の健康食品に関連する情報提供している web サイト
1. 国立研究開発法人 医薬基盤・健康・栄養研究所 「健康食品」の安全性・有効性情報
2. 消費者庁　保健機能食品について
3. 内閣府食品安全委員会 「健康食品」に関する情報
4. 厚生労働省　いわゆる「健康食品」のホームページ
5. 東京都健康安全研究センター　健康食品ナビ
6. 独立行政法人国民生活センター　消費者トラブル解説集＞健康食品・サプリメント
7. 公益財団法人日本健康・栄養食品協会

10 | 生物学的病因Ⅰ（細菌・ウイルス）

関崎　勉

《 学習のポイント 》　細菌とウイルスの違い，食品に由来する細菌およびウイルス感染症について講義する。
《 キーワード 》　細菌とウイルスの違い，カンピロバクター，サルモネラ，下痢原性大腸菌，腸炎ビブリオ，ノロウイルス

1．微生物学入門

（1）細菌とは何か

　細菌は倍率 1,000 倍の光学顕微鏡を用いないと観察できない微小な生物で，多くは 0.5 ～ 1μm（1μm は 1/1,000mm）の大きさである。動植物細胞と異なり，核膜によって仕切られた核構造がないため，原核生物と呼ばれる。しかし，生命維持と子孫複製に必要な基本的装置は備えており，増殖には，水と栄養素，適切な温度の 3 条件に加えて，適切な酸素濃度を必要とする。多くは，通常の空気中でも，密閉された酸素がない状況でも発育できるので，それらの条件が整えば，食中毒に関連する主な細菌は多くの食品中で増殖できる。一方，酸素があると発育できない嫌気性菌では，真空パックや缶詰の中などで増殖する。増殖は細胞分裂によって，1 個が 2 個，2 個が 4 個と 2 分裂で増える（図 10 - 1）。
　細菌は，クリスタルバイオレットという紫色の色素による染色とルゴール液というヨウ素系試薬で処理した後，アルコールによって脱色さ

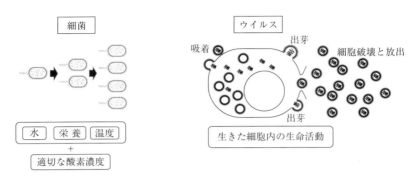

図 10 − 1　細菌とウイルスの違い
　細菌とウイルスの違い。細菌は，水，栄養，温度の 3 条件が整い，それに適切な酸素濃度がそろえば，2 分裂により自身で増殖できる。一方，ウイルスは，生きた細胞の中でのみ，その細胞の生命維持装置を借りて増殖し，一度に大量に複製する。

れず紫色に染色されたままの菌と，容易に脱色されその後の赤色色素で赤く染まる菌に大別される。グラム染色と呼ばれるこの染色法で，紫色に染色される菌をグラム陽性菌，脱色されて赤色に染色される菌をグラム陰性菌と呼ぶ。
　また，細菌を人の生活と食品との関係で考えると 3 者に分けることができる。一つは発酵細菌である。酒，味噌，漬け物などの発酵食品は，いずれもコウジカビや乳酸菌などの発酵細菌が原料中で大量に増殖し，栄養素を分解して，人にとって好ましい新たな物質を作り出すことで産生される。次は腐敗細菌である。腐敗細菌も発酵細菌と同様に食品などの中で大量に増殖し，結果として人には好ましくない腐敗物質を産生する。発酵と腐敗は，完全に人の都合で分けたもので，たとえば，納豆はそれが好きな人にとっては好ましい香りのする発酵だが，大嫌いな人にとっては豆が腐ったものとしか思えない。また，発酵も腐敗も，細菌が 1 グラム当たり 1 億から 10 億個，あるいはそれ以上も増殖した結果で，色，臭い，粘り気などが変化する。最後は食中毒細菌である。これは，

第 10 章　生物学的病因 I（細菌・ウイルス）　｜　**181**

過去に食中毒を起こしたことのある特定の病原細菌を指し，多くは食品中に 1,000 個〜 10,000 個ほどの数，ときには 100 個以下でも食中毒を起こす。10,000 個というと多く感じるかもしれないが，発酵細菌の 10 億個に比べればはるかに少なく，それくらいではその食品は発酵も腐敗もしていない。それは，食中毒細菌が人に病気を起こすための毒素や組織侵襲力などの病原性を有しているからで，食品が腐っているかどうかと，食中毒になるかどうかは直接関係ない。これを，「腐ってなくても食中毒」と覚えておこう。

（2）ウイルスとは何か

　近年発見された巨大ウイルス [1] を別にすれば，ウイルスは最も大きいものでも 200nm（0.2μm）以下と極めて微小で，もはや光学顕微鏡では見ることができず，倍率 1 万〜 5 万倍の電子顕微鏡でないと観察できない。ウイルスの構造は，自身の増殖に必要な遺伝情報を含むゲノム（DNAまたは RNA からなる核酸）とそのゲノムを保護し収納するためのタンパク質（カプシドと呼ぶ）からなる粒子である。粒子の最外層には宿主細胞に吸着するための突起物が備わっており，これで特定の宿主細胞のリセプター（受容体）に吸着すると，カプシドに納められたゲノムが宿主細胞内に入り，細胞の生命活動を利用して自身のゲノムの複製とカプシドタンパク質の大量合成を行う。それらが再構成されて新たなウイルス粒子ができあがり，細胞膜を被って出芽したり細胞を破裂させたりし

1　2004 年以降，直径 800nm を超える巨大なウイルスが次々と発見されている。巨大だが，アメーバなど宿主細胞の中でしか増殖できないのはウイルスと同じである。しかし，それまでのウイルスにはなかった tRNA を合成する遺伝子や，中には核タンパク質ヒストンの遺伝子を保有するものもあり，これまでのウイルスの概念を変えるものとして，研究が進められている。

て，細胞外に放出される（図10 - 1）。細菌とは異なり，生きた細胞の生命活動を利用することでしか子孫を増やすことができないことから，厳密には生物ではないが，生物と無生物の中間とも言われる。そのため，生きた細胞のない場所，たとえば，加熱調理した食品や生の食肉で増えることはない。食肉はどんなに新鮮だとしても，肉に含まれる細胞自体は生命活動を終えているため，そこでウイルスは増えない。また，抗生物質など（抗菌薬）は，細菌の生存や増殖を阻止するための薬剤であり，ウイルスには効果がなく，ウイルスの増殖を阻止する薬剤は抗ウイルス薬と呼ばれる。

(3) 微生物の分類と呼び方

　細菌は極めて微小であることから，区別すべき特徴が少なく，生物学的な分類や仕分けをすることが難しい。そのため，学名では科 Family より上位の分類を整理できず，ラテン語（イタリック体）で属 Genus および種 Species のみ記載する2命名法が使われた。しかし，近年のゲノム解析技術の進展に伴い，遺伝情報である DNA や RNA の塩基配列の相同性から細菌およびウイルスの分類大系が見直され，ほとんどについて上位の分類体系（門 Phylum，綱 Class，目 Order など）が決定された。しかし実用上は，これまで通り2命名法で記載し，属は頭文字のみに略すこともでき，代表的な細菌では和名も使われる。たとえば，学名 *Escherichia*（属）*coli*（種）は，*E. coli* と略記され，和名は大腸菌である。ウイルスでは，属または種の学名をそのまま使う場合や，同種内に含まれるウイルスの固有名やそれを和訳した和名で呼ぶこともある。たとえば，学名 *Norovirus*（属）*Norwalk virus*（種）には，human norovirus や mouse norovirus が含まれ，前者は和名でヒトノロウイルスと呼ぶ。

第 10 章　生物学的病因 I（細菌・ウイルス）　**183**

2. 微生物性食中毒の特徴

(1) 発症メカニズムに基づく分類

　生物学的病因による食中毒の原因には，細菌とウイルス，寄生虫，および動植物に含まれる自然毒がある（表 10 - 1）。このうち，細菌性食

表 10 - 1　生物学的病因による食中毒の分類

病因	分類	特徴	代表例
細菌	感染型	潜伏期が長い 少量の細菌で発症	カンピロバクター サルモネラ 下痢原性大腸菌 腸炎ビブリオ
	毒素型 （食品内毒素型）	潜伏期が短い	黄色ブドウ球菌 セレウス菌 ボツリヌス菌
	複合型 （生体内毒素型）	感染後に体内で産生された毒素により食中毒を起こす。感染型と毒素型の両者の特徴を併せ持つ	ウエルシュ菌 乳児ボツリヌス症
ウイルス	感染型	少量のウイルスで発症 二次汚染症例が多い	ノロウイルス ロタウイルス
寄生虫	感染型	魚介類・獣肉の生食で起こることが多い	アニサキス 住肉胞子虫
自然毒	植物性	誤認・誤食が多い	毒キノコ，スイセン
	動物性	誤認・誤食が多い	ふぐ毒，貝毒

　生物学的病因ではない病因としては，毒物などによる「化学物質」，それらいずれにも属さない「その他」，および病因物質が特定できなかった「不明」とされる事例がある。

中毒は，経口的に感染した食中毒細菌が体内で増殖して発症する感染型と，食べる前の食品中で食中毒細菌が増殖して毒素を産生し，それを食べることで発症する毒素型に大きく分けられる。さらに，毒素型の中には，食品と一緒に食中毒細菌を摂取した結果，体内で増殖して毒素を産生し発症するものもあり，これを複合型あるいは生体内毒素型として区別することがある。後者の呼び名に対応させ，毒素型を食品内または食品中毒素型と称する学説もある（表10 - 1）。細菌性食中毒の分類は，実際に食中毒が発生した場合に，その原因を推定する際に活用される。

(2) 感染型食中毒

　感染型食中毒は，食中毒細菌が体内で増殖し十分量に達してから発症するので，食品中の細菌が少量でも発病することや，細菌が体内で十分量に増殖するまでに時間を要することがある。そのため，潜伏期が長く，過去に遡って原因食品を特定することが難しい場合が多い。また，鮮度の良い食品でも，少量の食中毒細菌が付着していれば食中毒となる。食材が新鮮ならば，そこに付着する細菌も新鮮なのである。なお，感染型食中毒だとしても細菌が原因であるので，条件が整えば食品中で増殖する。その結果，多量の細菌を摂取すると，潜伏期は短く症状が重篤になる。主な病因としては，カンピロバクター，サルモネラ，腸管出血性大腸菌などの下痢原性大腸菌，腸炎ビブリオが知られる。

(3) 毒素型（食品内毒素型）食中毒

　毒素型食中毒は，既に食品中で細菌が増殖し十分量の毒素が産生されているため，摂取後短時間（数時間以内）で発症することが多い。また，食品中で十分量まで細菌が増殖する必要があるため，調理から摂取までの食品の保存状態が発生の重要な要因となる。そのため，細菌の増殖を

助ける温度と湿度の高い梅雨時と残暑の初秋にかけての季節に発生が多い。主な病因としては，黄色ブドウ球菌，セレウス菌，ボツリヌス菌が知られる。

(4) 複合型（生体内毒素型）食中毒

　複合型食中毒には，①食品中で菌が増殖しているが，食べた後の腸管内で多量の毒素が産生されるものや，②少量の菌が感染により腸管内で増殖し毒素を産生するものが含まれる。①の代表としてはウエルシュ菌による食中毒が知られる。強い毒素を食品中で産生するボツリヌス菌は典型的な毒素型であるが，少量のボツリヌス菌に汚染されたハチミツなどを乳児が摂取することで発症する乳児ボツリヌス症は，複合型の②になる。腸管出血性大腸菌や毒素原性大腸菌などの下痢原性大腸菌も体内で増殖し，下痢などを誘発する毒素を産生するので複合型とすることもあるが，強い感染力を有することから，感染型の中でも特に感染毒素型と呼ぶ学説もある。

(5) ウイルス性食中毒

　ウイルス性食中毒では，原因となるウイルスは食品中で増殖せず，すべて摂取後に体内で増殖して食中毒となる感染型である。そのため，少量のウイルスでも食中毒を起こす。主な病因としては，ノロウイルス，ロタウイルス，A 型肝炎ウイルス，E 型肝炎ウイルスが知られる。このうち，物理化学的に安定なノロウイルスは，食品だけでなく調理器具などを介した二次汚染による症例が多い。

3．食中毒発生の実態

　日本では食中毒が発生した場合，患者を診察した医師が保健所にそれ

を届け，保健所で食中毒と確認されると，都道府県知事への報告を経て，厚生労働大臣に全国の成績が届けられ集計される。したがって，患者や医師が食中毒と認識しなければ，報告されない。そのため，統計に載っている食中毒事例は，実際の1/20かそれ以下だと推計されている。「厚生労働省食中毒統計」には，届けられ集計された食中毒の事件数と患者数が，原因食品や病因物質別などにまとめられており，近年の発生を詳しく読み取ることができる。この統計からまとめた，過去8年間の病因ごとの食中毒事件数と患者数を図10－2に示す。毒物などの化学物質やその他不明を除く生物学的病因によるものがほとんどを占めている。事件数ではカンピロバクターとノロウイルスは，2004年以降ほぼ交互に事件数で1位になっていた。しかし2012年から，それまで統計上はその他としてまとめられて個別に届けられていなかった寄生虫性食中毒3種（アニサキス，クドア，住肉胞子虫）について，個別に届け出る制

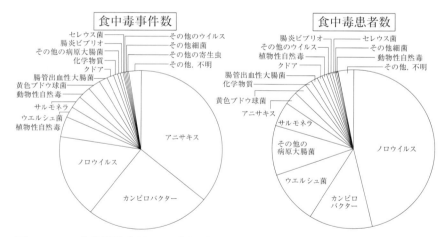

図10－2 　生物学的病因およびその他による食中毒発生数　2016-2023年の合計
（出所）　厚生労働省「食中毒統計資料」を基に作成し，赤痢菌とエルシニアはその他の細菌に含めた

度に改められた。この統計の集計方法の変更に加えて、オキアミの増加など様々な要因が加わって、アニサキスの報告数が急増し、2018年以降は事件数で全体の1位を独走している（図10－3）。図10－2に示すように、患者数ではノロウイルスが最も多く、カンピロバクター、その他の病原大腸菌、ウエルシュ菌がそれに続く。特に、ノロウイルスでは1事件で非常に多くの患者が発生することが多く、患者総数ではカンピロバクターを引き離している。一方、アニサキスでは、患者1名という事件が多く、患者総数はそれほど多くない。

本章では生物学的病因のうち、主な細菌性食中毒から感染型の特徴を示す5種類の病因を解説する。

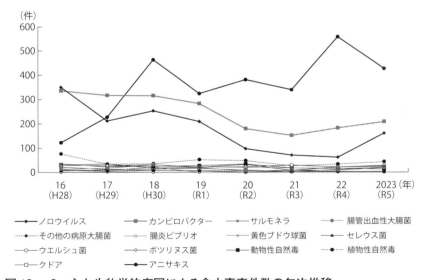

図10－3 主な生物学的病因による食中毒事件数の年次推移
（出所）厚生労働省「食中毒統計資料」から主な食中毒の病因についてまとめた

4. カンピロバクター

(1) 病原体の性質と生態

Campylobacterota（門）*Campylobacterales*（目）*Campylobacteraceae*（科）*Campylobacter*（属）のグラム陰性らせん状桿菌（細長い形状の菌）で，発育に大気より低い3～5%の酸素濃度を至適条件とする微好気性細菌である。ヒトに食中毒や胃腸炎を起こす主な菌種は *Campylobacter jejuni* subsp.（亜種）*jejuni* であるが一部に *Campylobacter coli* によるものもあり，まれに *Campylobacter fetus* subsp. *fetus* や *Campylobacter hyointestinalis* による胃腸炎も報告されている。カンピロバクターは，哺乳類と鳥類の腸管内に生息し，糞便と共に排泄される。*C. coli* は主にブタの腸内に生息するが，ウシ，ニワトリ，イヌ，ネコ，野生のイノシシやシカの糞便からも検出される。*C. jejuni* は主にニワトリの盲腸内に生息するが，ウシ，ブタ，イヌ，ネコ，野鳥，野生のイノシシやシカの糞便からも検出される。*C. fetus* は主にウシで，ときにヒツジやヤギから検出される。これらの動物の糞便，腸管やレバーなどと，直接または間接に接触することにより食品が汚染され，それを加熱不足のまま食べることで食中毒が起こる。しかし，酸素，乾燥，高温，凍結融解には極めて弱く，大気中で乾燥したところや高温にさらされる場所，解凍した肉ではほとんど生存できない。したがって，肉やレバーが新鮮なものほど，そこに汚染しているカンピロバクターは新鮮で強いが，肉やレバーの表面では増殖できず，空気にさらせば日時の経過とともに死滅していく。

(2) 主な原因食品

感染型食中毒で，100個程度の細菌を食べた場合でも発症することが

ある。そのため，食事をしてから発症するまでの潜伏期が長いことが多く，約76%は原因食品不明である。しかし，判明した原因食品を見ると，ほとんどが過熱不足の鶏肉またはトリレバーなど内臓肉である。それには，動物における汚染率と食肉へ加工する過程に原因がある。近年の調査で，飼育されているブタ糞便のカンピロバクター汚染率は数%程度であるが，ニワトリでは食肉にされる出荷時での鶏群ごとで50%程度，汚染された鶏群中のニワトリだとほぼ100%と報告されており，ニワトリでの汚染率が突出して高い。また，ニワトリを食肉に加工する食鳥処理場で，汚染鶏群の糞便から肉への汚染を防ぐことが難しく，それが非汚染鶏群の鶏肉にも広がる。もともと汚染されているニワトリレバーでは市販品での汚染はほぼ100%，加工段階で汚染される鶏肉では80%以上の汚染率だと報告されている。これに対して，ブタ肉では0%，ブタレバーでは約10%の汚染率と報告されている。

(3) 症状

急性胃腸炎を発症し，下痢，腹痛，発熱，悪寒，悪心，嘔吐，頭痛，倦怠感などを示す。下痢は，水様便から症状が重くなるに従い，粘液便，血便と進む。また，*C. jejuni* の特定の血清型による重症例では，下痢回復後にギランバレー症候群と呼ばれる急性の多発性神経炎による麻痺を生じることがある。これは，菌の表面の化学構造が人の神経細胞表面の糖脂質（ガングリオシド）の化学構造と同一なことから，これに対する免疫（血清中の抗体）ができることによる自己免疫疾患であることが分かっている。下痢が回復したとしても，一定期間は通院して，ギランバレー症候群の兆候が見られないか検査する必要がある。

C. fetus はウシやヒツジに流産を起こす病原細菌として知られているが，人にも感染し人獣共通感染症を起こす。主に免疫不全の人の感染が

多く，敗血症，髄膜炎，卵管炎などで，全身性感染症を起こす。妊婦が感染した場合，流産や胎児感染を引き起こし，障害を持つ子どもが生まれた例がある。

(4) 予防と対処法

鶏肉やその他の鳥獣肉を生または加熱不足で食べないことが最も有効な予防法である。特に，妊娠する可能性のある女性や妊婦は生食をしないことが賢明である。刺身やたたきだけでなく，串に刺したトリレバーの焼き鳥で，中心がまだ生に近いものも危険である。また，鶏肉やトリレバーを調理する際に，包丁やまな板がカンピロバクターに汚染されることもあり，調理器具から生野菜などへの二次汚染もある。すべての鳥獣肉が汚染されているわけではないが，細菌は目では見えないので，いつ汚染されているか分からない。したがって，「生肉，菌が付いている。」と覚え，菌が付いていると思って扱うことが大切である。発症しても症状が軽い場合は，水分を少量ずつこまめに摂取し，脱水に気をつけていれば，自然に回復する。水分が取れなかったり，症状が重く辛かったりするときには，医療機関で受診する。

5．サルモネラ

(1) 病原体の性質と生態

Pseudomonadota（門）*Gammaproteobacteria*（綱）*Enterobacteriales*（目）*Enterobacteriaceae*（科）*Salmonella*（属）のグラム陰性通性嫌気性（有酸素・無酸素どちらでも発育できる）桿菌である。サルモネラは，*Salmonella enterica* と *Salmonella bongori* の2菌種に，*S. enterica* は subsp. *enterica* などの6亜種に分類され，さらに2,600以上の血清型に型別される。そのうち，ヒトに食中毒を起こすのは，*S. enterica* subsp.

enterica で，血清型では 30 種類程度である。中でも，血清型 Enteritidis，Infantis および Typhimurium によるものが大半で，Saintpaul，Thompson や Montevideo などによるものも散見される。また，過去には Typhi（腸チフス），Paratyphi A（パラチフス）による食中毒もあった。サルモネラは，動物の腸管内に生息し，哺乳類，鳥類，は虫類などの糞便や生息環境から検出される。家畜におけるサルモネラの保菌率は，ウシで 0.5% 以下，ブタで 8.6%，ニワトリで 0.003% 以下という成績があり，これらの糞便や内臓から肉や鶏卵の殻が汚染される。また，上記の血清型のうち Enteritidis と Typhimurium は鶏卵の殻の中にまで入る介卵感染と呼ばれる様式を取り，殻を洗浄しても卵内にサルモネラが潜むことがある。

(2) 主な原因食品

約 72% が原因食品不明である。判明した原因食品では，以前は牛肉・レバーまたはブタレバーの生食による食中毒の発生があったが，2011年 10 月以降の一連の生食に関する食品衛生法規格基準改定以後，これらによるものはほぼなくなっている。一方，以前から原因食品となっていたものとして，生または加熱不足の卵を使った料理が多い。さらに，キュウリの浅漬け，エビフライ，カニコロッケ，冷製ポタージュなど，動物の糞便や内臓からの汚染は考えられない食品もあり，包丁やまな板などを介した二次汚染による事例が多いことを示している。

(3) 症状

摂取後 2 ～ 4 日後に急性胃腸炎を発症する。発熱，腹痛，おう吐，水様性下痢，血便を呈す。頭痛を伴うこともある。また，小児や高齢者，免疫力が低下している人は，菌が血液中に侵入する菌血症となり，重症

化すると死亡することもある。日本の食中毒における死亡例の 1996 年
から 2023 年の累積では，腸管出血性大腸菌が 49 名，フグ毒が 46 名で，
サルモネラはそれに次ぐ 21 名である。1996 年から 2006 年までほぼ毎
年 1 ～ 3 名，2007 年以降は，2011 年に 3 名，2021 年に 1 名，2023 年に
1 名を記録した。近年はサルモネラ食中毒による死者は少なくなったが，
侮ることはできない。

(4) 予防と対処法

　感染型食中毒で，通常は 10,000 個以上の細菌の摂取で発症すると言
われている[2]。卵内にサルモネラが潜んでいる場合，室温に放置すると
増殖して食中毒の原因となる。また，殻を割った生卵，溶き卵，液卵な
どは，殻の外側のサルモネラにも汚染される可能性があり，室温で長時
間放置すると食中毒の原因となる。したがって，殻のままでも殻を割っ
た卵でも，中で増殖しないよう常に冷蔵保存することが予防につながる。
1996 年に多くのサルモネラ食中毒患者が出たことから，1999 年より市
販の卵一つ一つやパックに賞味期限を表示するようになった。これは，
卵の殻に加え，殻の中にもサルモネラが入っている可能性を想定し，細
菌が食中毒を起こす数まで増殖しないうちに食べるよう期限を設定した
ものである。しかし，「腐ってなくても食中毒」は起こるので，たとえ
賞味期限内でも生で食べる場合はなるべく早めに，食べる直前に殻を
割って食べ，期限を越えたり殻にひびが入っていたりしたら，必ず加熱
して食べるべきである。また，ミドリガメなどペットのは虫類糞便から
もサルモネラが検出されている。これらペットと遊んだり，水の交換な

2　感染に必要な菌数が 10,000 個以上というのは一般論で，食品の種類（チョコレー
　　ト，チーズ，アイスクリームなど）によっては 10 ～ 100 個で発症した例もある。

ど飼育の世話をしたりする時に周囲を汚染して，そこから食材・食品への二次汚染が起こって食中毒になる危険性がある。サルモネラに感染し，発症して症状が重い場合は，直ちに医療機関で受診する。

6. 下痢原性大腸菌

(1) 病原体の性質と生態

　大腸菌は，*Pseudomonadota*（門）*Gammaproteobacteria*（綱）*Enterobacteriales*（目）*Enterobacteriaceae*（科）*Escherichia*（属）のグラム陰性通性嫌気性桿菌 *Escherichia coli* である。ヒトを含めた多くの動物の腸内に生息する。多くは消化を助けるいわゆる善玉菌であるが，一部が病原性を有する悪玉の病原大腸菌である。病原大腸菌は，いくつかのカテゴリーに分けられているが，厚生労働省「食中毒統計資料」では，腸管出血性大腸菌とその他の病原大腸菌の二つに分けている。腸管出血性大腸菌の病原因子は，完全に解明されたとは言いがたいが，腸管上皮へ強く接着するインチミンと呼ばれるタンパク質と，シガ毒素と呼ばれる毒素が主要な病原因子として知られる。シガ毒素は，多様な毒性を示すが，特に下痢を引き起こす腸管毒素活性と血管内皮細胞に強く作用する細胞毒性を有する。腸管出血性大腸菌は，家畜の糞便からも検出され，ウシで20% 程度，ブタで7.5% 程度，ヒツジ・ヤギでは56 〜67% という検出率の成績があるが，ウマからはほとんど検出されていない。また，食品とは関係ないヒトからヒトへの感染（家族内感染など）も多い。その他の病原大腸菌では，毒素原性大腸菌による食中毒が多く，腸管上皮に定着するための線毛と，下痢を起こす腸管毒素を産生する。毒素原性大腸菌の線毛が，通常はヒトと動物とで異なるため，動物の糞便を原因とする食中毒は考えにくく，ヒト（無症状保菌者）からの汚染が原因と思われる。その他には，1 件で患者数が 3,000 人近く出た腸管

凝集接着性大腸菌による食中毒が 2020 年に発生した。この大腸菌の病原性発現機構は未だ不明な点が多いが，腸管上皮に重なり合うように多数の菌が接着することと，毒素原性大腸菌とは別なタイプの耐熱性毒素を産生することが分かっている。

　一方，その他の病原大腸菌の中で，これまで *E. coli* と思われていたものに別種である *Escherichia albertii* が多く含まれることが近年になり分かってきたが，その性状や病原性については，不明な点が多い。

(2) 主な原因食品

　原因食品不明の症例が多いが，腸管出血性大腸菌で原因食品が判明している症例では，ハンバーグ，焼き肉，牛成形肉ステーキ，ローストビーフなど，牛肉食品と，白菜漬け物，冷やしキュウリ，キュウリのゆかり和え，ポテトサラダなど牛肉とは関連しない食品もある。前者は，汚染源（動物の糞便や内臓）と直接・間接に接触したと思われ，後者については調理器具を介した二次汚染や無症状保菌者が調理したことによる汚染が考えられる。

(3) 症状

　急性の胃腸炎を主徴とする。腸管出血性大腸菌では，無症状・軽度の下痢から，摂取後 3 〜 5 日の潜伏期を経て，激しい腹痛，頻回の水様便，さらに血便（血液の混じった便から，やがて血液そのもの）という出血性大腸炎の症状をとる。発熱は軽度である。年齢や免疫など体の抵抗性により症状の程度は異なり，特に若齢者や高齢者では重篤となる症例が多く，働き盛りの年齢層では無症状または軽度の下痢が多い。発症した患者の 6 〜 7% に合併症が見られる。これはシガ毒素の細胞毒性が，腎臓の糸球体や脳内の毛細血管に作用して引き起こされる溶血性尿毒症症

候群（HUS；Hemolytic Uremic Syndrome）と呼ばれる腎臓疾患や脳症で、この場合、致死率は 1 ～ 5% と言われる。下痢を発症して症状が重い場合は、直ちに医療機関で受診する。

(4) 予防と対処法

汚染源に直接接触する可能性のある肉類に関しては、よく加熱することで予防できる。特に、肉の汚染が最初は表面だけのはずであるが、成形肉ステーキやミンチにしてしまうと外側と内側が混じり合い、汚染が全体に広がるため、内部までよく火を通すことが必要である。

7. 腸炎ビブリオ

(1) 病原体の性質と生態

Pseudomonadota（門）*Gammaproteobacteria*（綱）*Vibrionales*（目）*Vibrionaceae*（科）*Vibrio*（属）のコンマ型に曲がった形態的特徴を有するグラム陰性桿菌で、海水や汽水域に生息する海洋細菌 *Vibrio parahaemolytius* である。1950 年に大阪府で発生した患者数 272 名、死者数 20 名のシラス中毒事件に際し、大阪大学の藤野恒三郎教授により発見され、1962 年に食中毒細菌に指定された。海水温が上昇する 7 ～ 9 月に増えるため、この時期が食中毒のピークとなる。心臓毒性を有する耐熱性溶血毒（TDH）や耐熱性溶血毒類似毒素（TRH）を産生し、これらで下痢を引き起こすと考えられていたが、腸管毒性に関与する別な病原因子も最近になって見つかり、TDH あるいは TRH を産生しない菌でも食中毒の原因になると考えられる。1996 年、特定の血清型 O3：K6 に属する腸炎ビブリオの食中毒が世界的に大流行し、日本では 1998 年に事件数 839 件、患者数 12,318 名に達した。これを期に食品衛生法規格基準が改定され、それが功を奏して、以後、食中毒は激減し、2011

年以降では事件数で年 10 〜 20 件，患者数で年 50 〜 200 名で推移し，2019 年以降では 2020 年の 1 件 3 名，および 2023 年の 2 件 9 名だけとなった。

（2）主な原因食品

原因食品不明が 50 〜 70% を占める。シラス干し中毒が発見の発端だが，近年の事例では，生ウニ，生寿司，マグロやシラスの刺身など魚介類の生食と，焼きサンマ，タコとワカメの酢味噌かけなど加熱食品の事例がある。後者は，調理中の二次汚染によるものと思われる。

（3）症状

12 時間前後の潜伏期の後，強い腹痛を主症状として，水様性や粘液性の下痢が見られ，まれに血便も見られる。下痢は日に数回から多いときで十数回になり，しばしば発熱（37 〜 38℃）や嘔吐，吐き気が見られる。多くの場合，下痢などの主症状は一両日中に軽快し，回復する。しかし，高齢者では低血圧，心電図異常などが見られることもあり，死に至る例もある。1950 年のシラス中毒事件では，20 名の死者を出したが，1996 年以降では 2000 年に死者 1 名を記録するのみとなっている。

（4）予防と対処法

食品衛生法規格基準では，「ゆでダコ」と「飲食に供する際に加熱を要しないゆでガニ」については陰性であること，「生食用鮮魚介類」，「むき身の生食用カキ」および「冷凍食品（生食用冷凍鮮魚介類）」については，推計で 1g あたり 100 以下とする成分規格が定められている。また，沿岸海水に多く生息することから，水揚げした魚介類を滅菌海水で洗浄すること，流通時に 4℃ 以下に維持するよう義務づけられており，

原因食品となる魚介類の調理時あるいは調理後の汚染防止と低温保存が予防には重要である。十分な加熱により菌は死滅するが，大量調理の場合はその点に注意する。腸炎ビブリオ食中毒では特に抗菌薬治療を行わなくても数日で回復するので，下痢による脱水症状に輸液で対応する。

8. ノロウイルス（ヒトノロウイルス）

(1) 病原体の性質と生態

　ノロウイルス（*Norovirus*）は，小型球形ウイルスと呼ばれる一群のウイルスの一つで，以前はノーウォーク様ウイルス（Norwalk-like viruses）という属名で呼ばれてきたウイルスである。2020年の国際ウイルス命名委員会報告では，*Pisuviricota*（門）*Pisoniviricetes*（綱）*Picornavirales*（目）*Caliciviridae*（科）*Norovirus*（属）*Norwalk virus*（種）と記載され，ここに含まれるノロウイルスのうちヒトに食中毒を起こすものは学名とは別に固有名として human norovirus（ヒトノロウイルス），一般には単にノロウイルスと呼ばれる。ヒトノロウイルスは人の腸管上皮細胞だけしか増殖できる宿主細胞は見つかっていない。ヒトの腸内で増殖し，糞便と共にトイレから下水，浄水場を経て河川から海へ下る。したがって，河口付近，真水である河川水が多い上層の海水が濃厚に汚染される。海では主に貝類が海水と共にノロウイルスを吸い込み，ろ過して中腸腺という内臓に蓄積するが，貝の中ではウイルスは増殖しない。患者発生数の多さとウイルスの環境中での安定性の影響で，季節的には秋から春先に発生が多くなる冬型食中毒の原因となる。

(2) 主な原因食品

　汚染された海域で成育した貝類の生食あるいは加熱不十分な調理での摂取，感染者により汚染された食品の摂取により感染するが，原因食品

不明の事例が86%にも及ぶ。判明した事例では，貝類の中で最も生食の機会が多いカキが多く，その他の魚介類を含めて加熱不十分と思われる食品も含まれる。さらに，貝類とは関係ない野菜サラダ，シフォンケーキ，刻みノリなど多様な食品がある。ウイルスが物理化学的にも安定で，患者の糞便・吐しゃ物に汚染された食品および食品以外のものを介した二次汚染でも感染するため，汚染された貝類を調理した手や包丁・まな板などから他の食品への汚染だけでなく，ノロウイルス感染者を汚染源とする飛沫感染によるヒト―ヒト感染，ヒト―食品―ヒト感染も多い。

(3) 症状

　1～2日の潜伏期の後，急性胃腸炎を発症し，嘔気，嘔吐，下痢を示すが，多くは数日の経過で自然に回復する。腹痛，頭痛，発熱，悪寒，筋痛，咽頭痛，倦怠感を伴うこともある。日本では2019年に死者1名が記録されている。

(4) 予防と対処法

　市販のカキの生食用と加熱用は，鮮度の違いではなく，収穫した海域の汚染の有無や収穫後の滅菌処理などで分けられている。したがって，加熱用は必ず加熱すること。また，加熱すればウイルスは失活するが，二次汚染が起こらぬよう衛生管理を徹底する。回復した患者または無症状感染者からの汚染を防止するため，手洗いや調理器具の消毒を欠かさない。ウイルスを含む汚染物の処理にも注意が必要である。消毒用アルコールの効果はほとんどなく，ウイルスを失活させるには，次亜塩素酸ナトリウム（塩素系漂白剤）などで消毒するか，85℃以上で1分以上加熱する必要がある。ノロウイルスに対する抗ウイルス薬はなく，整腸剤や痛み止めなどの対症療法を施す。特別な治療を必要とせずに軽快する

が，乳幼児や高齢者および体力の弱っている者では，下痢からの脱水や嘔吐による窒息に注意する。症状が消失した後も 3 〜 7 日間ほど患者の便中にウイルスが排出され，二次汚染，二次感染の原因となる。

学習課題

　近年事件数が最も多いアニサキス，カンピロバクター，ノロウイルス食中毒に関するニュースを，インターネットで調べ，食中毒が起きた状況（いつ，どこで，どんな食品によって，どんな年齢層の人がなど）について情報を集めてみましょう。

参考文献

1. 日本食品衛生学会『食品安全の事典〔新装版〕』（朝倉書店，2022 年）
2. 日本食品衛生協会『食品衛生検査指針　微生物編〔改訂第 2 版〕』（日本食品衛生協会，2018 年）
3. 神谷　茂，錫谷達夫，松本哲哉『標準微生物学〔第 14 版〕』（医学書院，2022 年）
4. 厚生労働省「食中毒統計資料」https：//www.mhlw.go.jp/stf/seisakunitsuite/bunya/kenkou_iryou/shokuhin/syokuchu/04.html

11 | 生物学的病因Ⅱ（細菌毒素・自然毒）

関崎　勉

《学習のポイント》　食品内で毒素を産生する細菌，魚類や貝類およびキノコ
や植物に含まれる自然毒による健康障害について講義する。
《キーワード》黄色ブドウ球菌，セレウス菌，ボツリヌス菌，ウエルシュ菌，
フグ毒，魚類毒，貝毒，キノコ毒，植物毒，ヒスタミン中毒

1. 生物毒素による食中毒

（1）細菌毒素と自然毒

　生物毒素による食中毒には，毒素型（食品内毒素型）および複合型（生
体内毒素型）に分類される細菌性食中毒のほか，自然毒として，動物性
自然毒，および植物性自然毒によるものが含まれる（第10章　表10－
1）。本章では，毒素型として黄色ブドウ球菌，セレウス菌，ボツリヌス
菌，複合型としてウエルシュ菌を，動物性自然毒としてフグ毒，その他
の魚類毒，貝類毒，植物性自然毒としてキノコ毒[1]，その他植物毒と，
ヒスタミン中毒を解説する。

1　キノコは真菌類で厳密には植物ではないが，食生活上は野菜と認識されること
　から，厚生労働省「食中毒統計資料」では植物性自然毒に分類している。

2. 黄色ブドウ球菌

(1) 病原体の性質と生態

Bacillota（門）*Bacilli*（綱）*Bacillales*（目）*Staphylococcaceae*（科）*Staphylococcus*（属）のグラム陽性通性嫌気性球菌 *Staphylococcus aureus* である。食塩濃度 3 ～ 10% でも発育する好塩細菌で，水分活性の低い食品や環境でも増殖可能である。A ～ D の生物型に型別され，ヒトからは A 型，ブタ，ニワトリからは B 型，ウシ，ヒツジからは C 型，ウサギからは D 型が主に検出される。多種類の毒素や病原因子を産生するが，食中毒に関連するのは主に腸管毒素（エンテロトキシン，SE；Staphylococcal enterotoxin）と呼ばれる毒素である。SE は，熱および消化酵素（トリプシン）耐性で，通常の加熱調理や消化管内では失活しない。SEA，SEB，SEC……と多くの型が見つかっているが，ヒトの食中毒では SEA と SEB が大半を占め，これら毒素産生菌はほぼすべてヒト由来菌である。ヒトを始め動物の表皮，鼻腔や生殖器粘膜に生息するが，無毒か毒性の低い表皮ブドウ球菌（*Staphylococcus epidermidis* など）の方が常在菌として多く，通常，黄色ブドウ球菌はいないか少ない。しかし，切り傷やささくれなど表皮が破壊された部分で旺盛に増殖し，化膿巣を形成して，素手での調理作業で食品を汚染し，それが増殖して毒素を産生し，毒素型の食中毒を起こす。

(2) 主な原因食品

約 60% が原因食品不明だが，判明した食品の 1/4 はおにぎりで，最も多い。その他，みたらし団子，豆大福，サンドイッチなど素手で調理したと思われる食品が含まれる。また，卵焼き，鶏そぼろ，鶏の照り焼き，肉じゃが，炊き込みごはんなど加熱した食品も含まれており，調理

後に素手で触れて汚染された可能性が高い。

（3）症状と発生状況

　主症状は嘔吐で，約半数の患者が下痢の症状を呈する。実は，食中毒の原因となるエンテロトキシンは，嘔吐活性はあるが下痢毒性はない。下痢をする詳しいメカニズムは分かっていないが，食品が腐敗しているのに気づかず食べてしまい，下痢を起こすのではないかと推測されている。重症例では，発熱に加え，ショック症状を伴い入院を要することもある。2016 〜 2023 年の食中毒発生は，事件数で 15 〜 36 件，患者数で230 〜 700 名程度になっている。汚染食品中で細菌が増殖しやすい高温多湿な季節として梅雨時期およびその前後と残暑が残る 9 月頃の発生が多い。

（4）予防と対処法

　食品製造業者や食品製造従事者への衛生教育（手洗いの徹底，食品の10℃以下での保存，手指に切り傷や化膿巣があるときに，食品に直接触れる調理をしない，調理には帽子やマスクを着用）を徹底させる。家庭でも素手の調理の際には同様の注意をする。さらに，調理後から消費までの時間を短縮し，低温保存を心掛ける。ブドウ球菌食中毒に対する特別な治療法はなく，補液など対症療法を行い，下痢止めは使用しない。

3．セレウス菌

（1）病原体の性質と生態

　Bacillota（門）*Bacilli*（綱）*Bacillales*（目）*Bacillaceae*（科）*Bacillus*（属）のグラム陽性通性嫌気性桿菌 *Bacillus cereus* で，芽胞を形成する。芽胞は，熱や消毒薬など物理化学的刺激に強い抵抗性を示す。土壌細菌

で，広く環境（土壌や空気中）に存在し，穀物や野菜を汚染する。食中毒に関連するセレウス菌は，セレウライド（Cereulide）と呼ばれる嘔吐毒を産生するタイプと，下痢毒を産生するタイプに大別される。セレウライドは環状ペプチドで，消化酵素や熱，酸・アルカリに安定で，食品中で産生された毒素は通常の加熱調理では失活しない。一方，下痢毒はタンパク質で，消化酵素（ペプシン，トリプシン）や，60 ℃以上の加熱，pH4 以下の条件で失活する。

(2) 主な原因食品

土壌細菌であるので穀物も野菜も汚染されると考えられるが，セレウス菌は炭水化物を好むようで，チャーハンを原因食品とした事例が圧倒的に多く，ピラフ，赤飯，焼きそばなどがそれに続くなど，米，小麦や穀物を使った食品が主な原因となる。

(3) 症状と発生状況

嘔吐毒による食中毒は毒素型で，潜伏時間は 30 分〜5 時間と短い，主な症状は嘔吐，吐き気で，下痢，腹痛もあるがおおむね軽症である。下痢毒は，食品中で産生されても胃酸や消化酵素により失活するので，食品内で増えた菌と芽胞が摂取され，それが腸管内で増殖して毒素を産生することで起こると考えられ，厳密には複合型である。したがって，潜伏時間は 6 〜 15 時間と長く，下痢を主症状とする。しかし，理由は不明だが，日本で報告されるセレウス菌食中毒のほとんどは嘔吐型で，一般に本菌食中毒は毒素型に分類される。

(4) 予防と対処法

嘔吐型，下痢型いずれの場合も，食品中で原因菌が増えることがそも

そもの発生要因となる。セレウス菌は環境中に普通に存在するので，食品への汚染はいつでも起こり，実際に汚染頻度は高い。さらに加熱調理後も芽胞が生残していることから，食品中での菌増殖を抑えることが第一で，調理から摂取までの時間を短くすることと低温保存などの温度管理が最も重要な予防法である。特別な治療法はなく，下痢や嘔吐に対する水分や栄養補給などの対症療法を実施する。

4. ボツリヌス菌

(1) 病原体の性質と生態

　Bacillota（門）*Clostridia*（綱）*Clostridiales*（目）*Clostridiaceae*（科）*Clostridium*（属）のグラム陽性桿菌 *Clostridium botulinum* である。酸素があると発育できない偏性嫌気性菌で，芽胞を形成する。極めて毒性の強いボツリヌス毒素を産生するが，ほかに同様な毒素を産生する *Clostridium butyricum*，*Clostridium baratii* で食中毒が起こることもある。土壌菌で，土壌，湖沼などに広く分布し，果物，野菜，肉，魚が汚染される。酸素があると増殖できない嫌気性菌のため，食品内環境が嫌気状態になると，芽胞が発芽し増殖して毒素を産生し，これを食べて毒素型食中毒を起こす。ボツリヌス毒素は神経毒素で，コリン作動性神経末端からのアセチルコリンの放出を抑制し，神経から筋肉への伝達が阻害され，全身の筋肉麻痺を生じる。毒素は，A～F型やC型とD型のハイブリッド型が知られるが，ヒトでボツリヌス症を引き起こす毒素は，主にA型，B型，E型，まれにF型である。

(2) 主な原因食品

　ボツリヌス毒素又はボツリヌス菌の芽胞に汚染された食品を摂取することにより発症する。日本では，1984年の真空パック詰めの辛子レン

コンを原因とする食中毒事例で多数の患者を出したが，そのほかにはハヤシライスの具材，あずきばっとう（ぜんざいにうどんが入った食品）などの真空パック詰め食品の事例が発生している。缶詰や瓶詰めが原因となった事例もあり，里芋の缶詰，瓶詰めグリーンオリーブによる事例も報告されている。また，いずしなどの魚を使った発酵食品が原因食品の事例もある。欧州では18世紀から19世紀に，長期保存したソーセージでのボツリヌス食中毒が発生したことがあり，硝酸塩を含む岩塩を使うとこれを防止できることから，ハムやソーセージの製造過程で硝酸塩を添加することは現在でも行われている。いずれも酸素がない，あるいは極めて少ない状態の食品による食中毒である。発育至適温度は37～40℃だが，30℃を至適温度とするものや，3.3℃でも増殖して毒素を産生する低温菌も存在するため，冷蔵保存した食品での食中毒も発生している。一方，生後1年未満の乳児がボツリヌス菌芽胞を経口的に摂取し，消化管内で菌が増殖して産生されたボツリヌス毒素の作用により発症する乳児ボツリヌス症は，複合型（生体内毒素型）食中毒で，ハチミツを原因とする事例が多い。2017年2月には，ハチミツを使った離乳食を摂取した5か月乳児が本症で死亡し，日本での初の死亡例となった。

(3) 症状と発生状況

　弛緩性麻痺（全身の違和感，複視，眼瞼下垂，嚥下困難，口渇，便秘，脱力感，筋力低下，呼吸困難）などの症状を呈し，呼吸に必要な筋肉が麻痺して死亡する。乳児ボツリヌス症では，3日以上持続する便秘，脱力状態，哺乳力の低下，泣き声が小さくなるなどの症状が出る。食品に媒介されるボツリヌス食中毒と乳児ボツリヌス症以外にも，創傷ボツリヌス症，成人腸管定着ボツリヌス症，そのほか，実験室内感染，ボツリヌス毒素製剤を用いた医療行為による副作用や生物兵器による感染があ

る。日本での近年の発生は，2021年1件（4名），2022年1件（1名）の食中毒，2017年1件（1名）の乳児ボツリヌス症がある。

(4) 予防と対処法

　食品中での菌の増殖を抑えることが重要。120℃4分間以上の加熱で芽胞が死滅するが，そこまでの加熱を加えていない真空パック詰め食品は，120℃，4分間以上高圧加熱処理したレトルトパウチ食品とは区別し，かつ冷蔵保管する必要がある。ボツリヌス菌は増えるときに臭いガスを出す。食品のパックが膨らむ，食品を開封したときに変な臭いがするなどしたら，食べてはいけない。85℃，5分の加熱でボツリヌス毒素は失活するが，電子レンジでの加熱は食品全体が均等に加熱されない場合も多く，有効でないことがある。治療は抗毒素の投与で，発症から24時間以内の投与は，死亡率を減少させる。重度の場合は，数週間または数か月の呼吸管理ができる施設での集中治療が必要になる。乳児ボツリヌス症の予防では，ハチミツは1歳未満の乳児に食べさせないようにする。乳児では抗毒素は使用できず，呼吸管理による対症療法が行われるが，合併症がなければ予後は良好で死亡率は低い。乳児の場合，菌が腸内で持続的に増殖するため，回復後も数か月間，便と共にボツリヌス菌が排出される。入院中だけでなく退院後も，特に排泄物に注意するよう保護者を指導する必要がある。ボツリヌス食中毒は，食品衛生法により，届出が義務づけられており，ボツリヌス症は，感染症の予防および感染症の患者に対する医療に関する法律により四類感染症として全数の届出を行うよう義務づけられている。

5. ウエルシュ菌

（1）病原体の性質と生態

Bacillota（門）*Clostridia*（綱）*Clostridiales*（目）*Clostridiaceae*（科）*Clostridium*（属）のグラム陽性桿菌 *Clostridium perfringens* である。ボツリヌス菌と同じ偏性嫌気性細菌で，芽胞を形成する。古い学名が *Clostridium welchii* で，和名はこれに由来する。土壌細菌で，ヒトや動物の大腸内にも常在し，下水，河川など環境中にも広く生息する。ウエルシュ菌は，α（アルファ），β（ベータ），ε（イプシロン），ι（イオタ），エンテロトキシン CPE，NetB の6種類の主要毒素の有無でA型～G型の七つに型別され，ヒトや動物に食中毒のほか，ガス壊疽，化膿性感染症，敗血症など様々な疾病を引き起こす。そのほかにも10数種類の毒素が知られているが，同じウエルシュ菌でも菌ごとに産生の有無が異なる。食中毒の原因となるのはF型菌で，α 毒素とエンテロトキシン CPE を産生する。土壌細菌のため，土が付着しやすい根菜類が汚染され，そこに肉類が加わると発育に必要な栄養素が整う。さらに，長時間の煮込みによって溶存酸素が減って嫌気的状態になり，火を止めて50℃以下まで冷めると芽胞が発芽して増殖する。ウエルシュ菌は至適増殖条件では約10分で分裂でき，食中毒細菌の中では分裂速度が最も早い。食べた食品中のウエルシュ菌が10万個を超えると食中毒になると言われているが，最初に100個しか存在しないとしても，条件が良ければ1時間40分で10万個を超える。

（2）主な原因食品

土が付着しやすい野菜（根菜類）と肉を使った煮込み調理が多く，夏はカレー，秋以降は肉じゃがなどの煮物，冬はシチューなどと，季節に

応じて多く食される品目に変化しつつ一年を通して発生する。

（3）症状と発生状況

　複合型食中毒であるが，食品内である程度増えることは必要で，大量の菌を食べて発症する。そのため，潜伏時間は通常 6 ～ 18 時間，平均10 時間と短く，24 時間以降に発病することはほとんどない。主な症状は腹痛と下痢で，下痢は 1 日 1 ～ 3 回程度で，主に水様便と軟便で，嘔吐や発熱などの症状は極めて少ない。一般的に症状は軽く，1 ～ 2 日で回復する。2016 ～ 2023 年の発生は，事件数が 20 ～ 30 件程度に対し，患者数は 1,100 ～ 2,300 名程度と比較的多い。

（4）予防と対処法

　食中毒は，ウエルシュ菌が食品 1 g 当たり 10 万個以上に増殖した食品の摂取で発生することから，食品中での菌の増殖防止が重要な予防対策である。つまり，菌が増殖しやすい温度に置く時間をなるべく短くすることである。そのために，加熱調理食品は急速に冷却できるよう小分けし，低温で保存する。保存後に食べる場合は十分に再加熱する。したがって，これらの対策が十分にできない大量調理時での前日調理，室温放置で食中毒の発生が多い。そのため，近年の大規模調理の増加，流通形態の変化などに対して，食品事業者などへその予防対策に関する再認識を求める必要がある。家庭では，煮込み料理を保存するときには，酸素が溶け込むようによくかき混ぜることも有効と言われている。さらに，火を止めた後に菌が増殖しやすい温度帯（30 ～ 50℃）に置く時間が短くなるよう速やかに冷蔵・冷凍する。ウエルシュ菌食中毒に特別な治療法はなく，発症したら，水分補給をして安静にし，自然治癒するのを待つ。

6. 動物性自然毒

(1) フグ毒

　フグ毒は，テトロドトキシン（TTX）と呼ばれる化学物質で，青酸カリの1,000倍以上の毒性がある。動物の神経や骨格筋の細胞膜に存在するナトリウムチャネル（ナトリウムイオンの通過孔）の特定部位に結合してナトリウムの通過をブロックすることで，細胞膜上の活動電位異常を生じ，神経の電気信号が伝わらなくなり筋肉が動かなくなる。そして，呼吸に関係する筋肉の運動停止が死につながる。TTX自体は，フグの体内に生息する細菌が産生し，フグはそれを臓器に蓄積しているだけと言われている。日本の近海には20種類以上のフグ類（フグ科，ハリセンボン科，ハコフグ科）が生息しているが，臓器ごとにTTXの含有量は異なる。食用に珍重されるトラフグの場合，卵巣，肝臓および腸に多いが，筋肉（身），皮および精巣（白子）は無毒である。しかし，フグの種類によってはこれら臓器にも毒がある。近年の事例の多くは，自身や知人が釣ったフグでの魚種の誤認による食中毒で，飲食店ではなく家庭での事例が多い。1996年から2023年の食中毒死亡例の累積では，フグ毒食中毒が46名と腸管出血性大腸菌の49名に次いで2位であるが，2014年以降の10年間では5名と減少している。フグ以外にも，ツムギハゼ，オウギガニ類，ヒョウモンダコ，バイ，キンシバイ，ボウシュウボラなどがTTXを蓄積することが知られ，日本でも2010年にキンシバイによる食中毒が発生している。フグ毒は強毒だが体内での分解は早く，発症してもすぐ人工的に呼吸をしてやれば，いずれ毒素は分解され治癒する。

(2) その他の魚介類の毒素

　魚類毒は，主に有毒プランクトン（渦鞭毛藻類）が産生する毒素で，それが藻食魚の肝臓に蓄積し，小型肉食魚，大型肉食魚と生物濃縮される。貝毒も同様に藻類が産生した毒素を中腸腺に蓄積する場合が多く，重症例では死亡することもある。神経毒，下痢毒，記憶喪失性毒など多彩なものがあるが，その症状は通常の食中毒では見られないような特徴的な症状を呈するものが多い。毒素を有する魚種および貝種と毒素およびその作用をそれぞれ表11－1および表11－2にまとめた。

表11－1　魚類毒を保有する魚種，その毒素と作用

魚種	毒素一般名(化学名)	作用
ドクカマス（オニカマス），ドクウツボ，イッテンフエダイ，バラフエダイ，バラハタ，マダラハタ，ナンヨウブダイ，アオブダイ，ササザナミハギ，イシガキダイ，ヒラマサなど	シガテラ毒（シガトキシン，マイトトキシンなど）	徐脈（＜60回／分），血圧低下（＜80 mmHg），温度感覚異常（ドライアイスセンセーション），下痢，吐気，嘔吐，腹痛，関節痛，筋肉痛，痒み，しびれ
アオブダイ，ハコフグ，ウミスズメ，クロモンガラカワハギ，ヒロハオウギガニ，ウロコオウギガニ	パリトキシン	吐き気，嘔吐，腹痛，下痢，悪寒，血圧低下，呼吸困難，歩行困難，胸部の圧迫，麻痺，痙攣
ナガズカ，カワカマス，クロダイ，カジカ類，ナマズ類，メダカ類，	魚卵毒（ジノグネリン）	吐き気，嘔吐，下痢，腹痛
コイ（胆嚢（胆汁），筋肉）	魚類胆嚢毒（5α-キプリノール硫酸エステル）	急性腎不全，肝不全，口唇舌のしびれ，手足麻痺・けいれん

第 11 章　生物学的病因 II（細菌毒素・自然毒）　**211**

ウナギ，アナゴ，ウツボ，ハモ類	魚類血清毒（イクチオヘモトキシン）	下痢, 血便, 嘔吐, チアノーゼ, 呼吸困難
大型魚類（イシナギ，サメ，マグロ，カツオ，ブリ）の肝臓（10g を超える過剰摂取）	ビタミン A（レチノール, レチナール, レチノイン酸）	頭痛, 発熱, 吐き気, 嘔吐, 顔面浮腫, 下痢, 腹痛, 顔面頭部の皮膚の剥離
アブラボウズ，バラムツ，アブラソコムツ	脂質（トリグリセリド, ワックスエステル）	下痢, 皮脂漏症

（出所）　日本食品衛生学会編『食品安全の事典〔新装版〕』（朝倉書店，2022 年）の情報を基に作成

表 11 − 2　貝類毒を保有する可能性のある貝種，その毒素と作用

貝種	毒素一般名（化学名）	作用
ホタテガイ，アサリ，アカザラガイ，マガキ，ムラサキイガイ（ムール貝），マボヤ，ウモレオウギガニ	麻痺性貝毒（サキシトキシン，ネオサキシトキシン，ゴニオトキシン群など）	軽度の麻痺から全身性麻痺になり呼吸麻痺で死亡（ふぐ毒中毒に類似）
ムラサキイガイ，ホタテガイ，アサリ，アカザラガイ，イガイ，イタヤガイ，コタマガイ，チョウセンハマグリ，マガキなど	下痢性貝毒（オカダ酸，ジノフィシストキシン類，ペクテノトキシン類，イェッソトキシン類など）	下痢, 吐き気, 嘔吐, 腹痛,
ムラサキイガイ，イガイ，ホタテガイ，マテガイ，モンゴウイカ，ダンジネスクラブ（ホクヨウイチョウガニ），スベスベマンジュウガニ，アンチョビー	記憶喪失性貝毒（ドウモイ酸）	吐気, 嘔吐, 腹痛, 頭痛, 下痢, 記憶喪失, 混乱, 平衡感覚の消失, けいれん, 昏睡から死亡

ミドリイガイ，マガキ，ヌノメオオハナガイ	神経性貝毒（ブレベトキシン）	口内のしびれとひりひり感，運動失調，温度感覚異常，および吐気，腹痛，下痢，嘔吐
ツブガイ（エゾボラモドキ（チヂミエゾボラ），ヒメエゾボラ，エゾバイなど	巻貝の唾液腺毒（テトラミン）	視覚異常（ものが二重に見える），吐き気，ふらつき，船酔い状態
ムラサキイガイ	アザスピロ酸	吐き気，嘔吐，下痢，腹痛
バイ貝	バイの毒（ネオスルガトキシン，プロスルガトキシン）	視力減退，瞳孔拡大，口渇，言語障害
クロアワビ，エゾアワビ，トコブシ，メガイなど	アワビの毒（ピロフェオホルバイド a）	顔面・四肢の発赤・腫脹・疼痛（光過敏症）

（出所）　日本食品衛生学会編『食品安全の事典〔新装版〕』（朝倉書店，2022 年）の情報を基に作成

　近年発生した動物性自然毒による食中毒に見られるフグ以外の原因は，アオブダイ，バラフエダイ，バラハタ，イッテンフエダイなどの魚類と，エゾボラモドキ，チヂミエゾボラ，エゾバイ，ムラサキイガイ（ムール貝），アサリ，ホタテガイ，ナミガイなどの貝類である。魚類毒では多くの場合，特定の魚種が毒素を有することが多く，その魚種を覚えておく必要がある。貝類毒は普通に食用にされている貝類がその生育環境によって毒素を保有するので，魚と違って貝の種類で区別することはできない。貝毒の有無は生育環境での有毒プランクトンの発生に起因するため，自治体が毎年検査をして結果をウェブサイトに公表している。たとえば「東京湾　貝毒検査」などのキーワードで検索すれば，千葉県，東京都，神奈川県の検査成績をすぐに取得できる。潮干狩りなどに行く前にはこれを必ず確認する。

第 11 章　生物学的病因 II（細菌毒素・自然毒）　| **213**

7. 植物性自然毒

（1）日本のキノコと毒キノコ

　自然毒による食中毒事件の約 65% が植物性自然毒で，その半数以上は毒キノコによる食中毒である。日本には数万種類のキノコが生息していると推定されるが，種として確認され学名や和名が付けられているのは 5,000 種類ほどである。このうち，食べられるキノコは 100 種類程度，毒キノコは 200 種類程度知られているが，残りは毒があるかどうか不明なままである。毎年，キノコが最も多く生える秋に食中毒事件が多く起こり，ほとんどは 10 種類程度の毒キノコで発生している。日本では，1996 年から 2007 年までほぼ毎年死亡例が報告され，その 12 年間に 14 名の死亡事例がある。しかし，その後 2023 年まではキノコによる死亡事例は 4 名に留まっている。

　毒キノコはもちろんだが，食用キノコにも注意点がある。基本的にキノコは真菌でカビと同じ仲間であり，口や消化器官を持たない。そのため，菌糸の先から消化酵素を分泌して，体外で消化したものを吸収するという生活様式をとっている。私達が食べたときには，その消化酵素が溶血毒や細胞毒活性を示すことで，消化不良，胃腸障害，腎機能障害が起こると考えられる。しかし，酵素なので加熱すれば容易に失活して無毒になる。白いマッシュルームを生のままサラダに混ぜて食べる料理もあるが，おそらく，その酵素が少し弱いか量が少ないかで害がないように見えるだけである。これらの酵素だけでなく，キノコは繊維質が多くて消化しにくい，腐敗したり虫食いになったりしたキノコにはさらに有毒物質が出ることがある，キノコの胞子にアレルギーを示す人がいる，など本物の毒キノコだけでなく，普通の食用キノコでも注意すべき点があることを知っておくべきである。食用キノコといえども，過度な食べ

過ぎは厳禁である。キノコは加熱すれば旨味成分が多くなり美味しいの
で，しっかり加熱して食べていただきたい。

　毒キノコが産生する毒物は現在でも不明なものが多いが，その中で毒
物が判明しているものは表11－3にまとめ，中毒事件が多いものや死
亡例が報告された代表的な毒キノコについて以下に概説する。

表11－3　主な毒キノコおよび毒性物質とそれらによる症状と作用

キノコ名	毒性物質（作用）	症状	毒素の作用など
カキシメジ	ウスタル酸 （$Na^+K^+ATPase$ 阻害）	下痢，嘔吐，腹痛，消化器障害	消化器障害
ツキヨタケ	イルジン S, M		
クサウラベニタケ	溶血性タンパク質毒素		
ニガクリタケ	ファッシクロール E,F		
アカヒダワカフサタケ	ヘベビノサイド		
カエンタケ	トリコテセン類［ロリジン，サトラトキシン H など］	腹痛，嘔吐，下痢，頭痛，四肢・顔面粘膜びらん，脱毛，腎不全，脳障害	毛細血管・循環器障害（たんぱく質およびDNA合成阻害）
ニセクロハツ	2-シクロプロペンカルボン酸	下痢，視力障害，言語傷害，横紋筋融解症	骨格筋溶解・胃腸障害・心機能不全
スギヒラタケ	プレウロサイベリン，プレウロサイベルアジリジン，およびスギヒラタケ由来レクチンが主要3毒素，その他シアン化合物	脳症	脳障害（主要3毒素の混合によって脳細胞の一種に細胞毒性）

第 11 章　生物学的病因 II（細菌毒素・自然毒）　|　**215**

ドクツルタケ，タマゴテングタケ	アマニタトキシン類	腹痛，嘔吐，下痢，肝機能障害	コレラ様症状，肝臓障害・腎臓障害（RNA ポリメラーゼ阻害）
タマシロオニタケ，コテングタケモドキ	アリルグリシン（グルタミン酸脱炭酸酵素阻害），プロパルギルグリシン	嘔吐，下痢，腹痛，痙攣	
シャグマアミガサタケ	ジロミトリン（GABA 合成阻害）	嘔吐，下痢，腹痛，肝臓・腎臓障害	
テングタケ，ベニテングタケなど	イボテン酸，ムッシモール，スチゾロビン酸など	流涎，発汗，視力障害（散瞳），異常な興奮，錯乱，痙攣，筋肉硬直，意識不明など	アトロピン型副交感神経麻痺
カブラアセタケ，キイロアセタケ，クロトマヤタケ，シロトマヤタケなど	ムスカリン，ムスカリジン，アセチルコリン	激しい発汗，だ液分泌亢進，視力障害（縮瞳），徐脈，血圧低下	ムスカリン型副交感神経刺激
ドクササコ	アクロメリン酸	手足先端の赤色浮腫と疼痛	末梢血管運動神経刺激
ヒトヨタケ	コプリン	（キノコ摂取と飲酒で）顔面，頚部，手，胸部の紅潮，頭痛，めまい，心悸亢進，頻脈，血圧低下	ジスルフィラム・アンタビュース（アルコール分解酵素阻害）
ホテイシメジ	デセンン酸		

シビレタケ, ヒカゲシビレタケ, ワライタケ, オオワライタケ, マジックマッシュルームなど	シロシビン, シロシン, ブホテニン, バエオシスチン（トリプタミン誘導体）	幻視, 幻聴, 言語傷害, 幻覚, 精神錯乱, 筋弛緩	中枢神経麻痺

（出所）　日本食品衛生学会編『食品安全の事典〔新装版〕』（朝倉書店，2022 年）の情報を基に作成

(2) 食中毒が多発あるいは死亡例が報告された毒キノコ

・カキシメジ：秋にクヌギ、シラカシなどの広葉樹林やマツなど針葉樹林に生える。笠は 3 〜 8cm，形状や色はシイタケに似ているが，悪臭や苦みもある。私達の腸管内での水の再吸収に関与する酵素（$Na^+K^+ATPase$）の作用をウスタル酸やその類似物質が阻害することで，下痢，腹痛，嘔吐など消化器系の中毒症状を呈す。次項のツキヨタケ，クサウラベニタケと並び，食中毒事例が多い。

・ツキヨタケ：秋にブナの枯れ木や倒木に生え，食用のシイタケやヒラタケに外観が似ていることから誤食が起こり，キノコ食中毒の中で最も発生が多い。イルジン類およびその他の高分子化合物の作用と言われており，激しい下痢と腹痛，嘔吐など，重症例ではけいれん，脱水を起こす。発光キノコで，暗いところで観察するとひだの部分が光るのが分かる。

・クサウラベニタケ：秋に雑木林の地面に群生し，笠はネズミ色で径は 5 〜 10cm，ひだは白から成熟につれて赤味を帯びる。食用のウラベニホテイシメジと同じ時期と場所に生え，形や色が「名人泣かせ」と言われるほど酷似しており誤食が起こる。激しい腹痛と下痢，嘔吐が起こるが，ムスカリン類も含むことから神経系の症状も現れる。また，

溶血性タンパク質も含み，死亡例もある。

・カエンタケ：秋に地面に生え，食用のベニナギナタタケと色や形がよく似ていることで誤食が起こる。致死量が3gとも言われる猛毒のキノコである。

・ニセクロハツ：5〜12cmと比較的大型，笠は中央が凹んだロウト型で，色は灰色から黒褐色と食用のクロハツに似るが，傷をつけると薄い赤褐色になるがその後は黒変しない（食用のクロハツは黒変する）。食後30分以降に嘔吐，下痢などの胃腸傷害を示し，その後18〜24時間で背中の痛み，血尿，言語障害などが現れ，極度の横紋筋融解症を発症し，心臓衰弱の後に死亡する。2本以上食べると致死率はかなり高くなる。

・スギヒラタケ：白色，ほぼ無柄で笠のみが耳形から扇形に生長し，ふちは内側に巻いている。シアン化合物を産生することが知られ，中毒との関連が疑われていたが，2022年になって新規タンパク質プレウロサイベリンが見つかり，これとスギヒラタケ由来レクチンによりタンパク質分解作用を生じ，さらに既に知られていた低分子物質プレウロサイベルアジリジンとの混合で脳細胞に特異的に毒性を示すことが証明された。健常人が食べてもほとんど毒性はないが，特に腎機能に異常がある人に脳症を発症し，痙攣，全身麻痺，意識障害を起こし死亡する。

・ドクツルタケ：秋に林の中の地面に生え，全体が白い色で，柄の上のほうにぶら下がった膜，根元には袋がある。食用のシロマツタケモドキやハラタケと外観が似ていることで誤食が起こる。嘔吐，下痢などの胃腸障害が起き，治療をしないと死亡する。

・タマゴテングタケ：夏から秋にかけてブナなどの広葉樹林に生える。名前の通り，最初タマゴのように丸く生え，成長に従いそれが破れて

伸びた柄の根元部分につぼとして残る。誤食すると 24 時間以内に吐き気，下痢，嘔吐を示し，その後いったん回復するが，1 週間以内に毒素で内臓細胞が破壊され，肝臓肥大，黄疸，内臓出血などが起こり，悪化すれば死亡する。似た形状で白いシロタマゴテングタケも猛毒で，類似した症状を示し，死亡例もある。茶色のテングタケや赤いベニテングタケも毒キノコで，日本での中毒事例も多いが，下痢，嘔吐，幻覚などの症状を起こすものの，多くは 1 日で回復する。

・タマシロオニタケ：広葉樹と針葉樹が混じった混生林に発生する。白色から褐色で，笠は開いて最終的には平らの直径は 3 〜 7cm ほどの大きさになる。猛毒で，下痢，腹痛，痙攣を伴う肝臓・腎臓障害を引き起こす。

・コテングタケモドキ：広葉樹と針葉樹が混じった混生林に発生する。やや灰色がかった薄い褐色で，開いた笠の直径は 15cm ほどの大型キノコである。激しい嘔吐，下痢，腹痛，痙攣を引き起こす。

・シャグマアミガサタケ：針葉樹林に発生し，頭部の直径は 3 〜 9cm ほどで，黄土褐色から暗赤褐色，あるいは色の薄いタイプがある。形は凹凸して不規則に歪むが，全体的には球形を呈している。食用のアミアガサタケとは色が違うのだが，形状が似ていることから誤食し食中毒が起こる。最初に，嘔吐，下痢，腹痛を呈し，その後，肝臓・腎臓障害が現れ，重症例では呼吸不全・循環器不全から死亡する。

・ドクササコ：広葉樹林，針葉樹林，竹林など広い範囲に発生する。笠の大きさは 3 〜 10cm ほど，黄土褐色から赤みを帯びた茶色。食べると，手足の先端が赤く腫れ上がって痛みだし，その症状が 1 か月以上も続く。北陸や東北地区の日本海側によく発生することから，以前は風土病と言われていた。

・ヒトヨタケ：畑，草地，道端などに群生し，都市部でも見られる。笠

第11章　生物学的病因Ⅱ（細菌毒素・自然毒）　│　**219**

の直径は5〜8cmで，灰色から灰褐色。その名は一夜茸と書き，地上に現れて笠が開くと自己消化が始まり，一晩で黒く溶けることに由来する。アルコール分解酵素を強く阻害するため，お酒を飲む時に一緒に食べると，アルコールに対する反応が強く出て悪酔いする。

食用キノコと毒キノコを見分けるのは難しく，事故が多く，死亡例がある強い毒キノコについて知識を持ち，一方で野生キノコを採っても食べない，人にあげないことが有効な予防法である。

(3) その他の植物性自然毒

　植物はもともと様々な毒物を含んでいる。食用にしているのは品種改良によって毒物を少なくして野菜にしたもので，部位によっては毒物が残ることがあり，それを知らずに食べて食中毒が起こる。山野草にはそのまま毒物を含むものがあり，別な食用山野草と外観が似ることから誤食して食中毒が起きる。主要な毒物はアルカロイドと呼ばれる化学物質である。アルカロイドとは，植物から発見される窒素を含んだアルカリ性の有機化合物の総称で，強い生理作用を示すため，医薬品としても利用されている。しかし，作用が強いことから少しでも量を多く摂取すると死に至ることがある。毒のある山野草を食用の山菜と誤食するケース，あるいは，栽培した園芸植物で毒のある部位を食べてしまったり，食べられる野菜と間違えたりして中毒を起こす事例がある。近年，特に食中毒事件が多いものを以下に解説する。
・イヌサフラン：春先の新芽が食用のギョウジャニンニク（別名アイヌネギ）やウルイ（オオバギボウシの新芽）の葉と似ているために誤食する。近年事例が増加しており，植物毒の中では最も多い死者数（2014〜2022年ほぼ毎年1〜2名，累積13名）を出している。アルカロイ

ドのコルヒチンを含み，嘔吐、下痢、皮膚の知覚減退、呼吸困難を起こす。

- グロリオサ：赤またはオレンジ色の美しい花をつけることで，観賞用の園芸植物としても栽培される。すりおろしてトロロとして食べることもあるヤマノイモ（ジネンジョ，ヤマイモとも呼ぶ）と地下部（球根）が類似していることから，誤食によって食中毒を起こすが，グロリオサの地下部は粘らない。地下部だけでなく全草にアルカロイドのコルヒチンを含むため危険な植物である。近年，食中毒の発生が多くなっており，2020 年および 2022 年にそれぞれ 1 名の死亡例がある。

- スイセン：葉をニラやノビルと誤食する事例が毎年春先に繰り返される。また，球根を小型玉ねぎ，ペコロスやノビロと誤認した事例もある。ヒガンバナにも含まれるアルカロイドのリコリン，ガランタミン，タゼチンなどを含み，嘔吐，下痢を起こす。日本では，死亡事例は 2016 年に 1 件あるが，死亡に至らなかった食中毒事例は毎年のように報告されている。

- ジャガイモ：発芽しかけた芽と皮，特に地面から露出して緑色になった皮にアルカロイドのチャコニン（またはカコニン）およびソラニンを含み，これを食べることで吐き気，嘔吐，下痢，腹痛，頭痛，発熱などを起こす。子どもは成人に比べて感受性が高いと考えられており，学校の教材として栽培したジャガイモでの事件が毎年のように起こる。

- トリカブト：山菜のニシンソウ，モミジガサ，ナンテンハギとの誤食や，根を生姜と誤認，花の蜜がハチミツに混入したことによる食中毒が起っている。アルカロイドのアコニチン，メサコニチン，ヒパコニチンなどを含み，交感および副交感神経遮断により，吐き気，嘔吐，腹痛，しびれ，けいれんなどを起こす。事例は減少しているが，近年

では2012年に2名，2016年に1名の死者が出ている。

・バケイソウ：イヌサフランと同様に，新芽のときの見た目が山菜のウルイやギョウジャニンニクと似ていて誤食する。アルカロイドのプロトベラトリン，ジェルビン，ベラトラミンなどを含み，手足のしびれ，めまいを起こし，死亡することもある。

・チョウセンアサガオ：根をゴボウと間違えて食べてしまった事例がある。アルカロイドのアトロピン，スコポラミンなどを含み，口渇，散瞳、心拍促進、興奮、麻痺、頻脈を起こす。

・クワズイモ：里芋と外見が似ており，シュウ酸カルシウムを含み，口腔内のイガイガ痛み、汁液でかぶれを起こす。

・ヨウシュヤマゴボウ：花が咲く前の若い株の根がヤマゴボウと似ていることから誤食する。アルカロイドのフィトラッカサポニン，および硝酸カリウムを含み，嘔吐を起こす。

8. ヒスタミン中毒

(1) 原因物質

　食中毒統計では化学物質に分類されるが，主に魚介類に付着した細菌が産生するヒスタミンによるアレルギーであることからここで解説する。ヒスタミン産生菌は，多くの種類が知られており，海水中に生息する好塩性の海洋細菌と，動物の腸管内にいる腸内細菌に大別される。海洋細菌では，*Photobacterium phosphoreum*，*Photobacterium damselae* などが知られ，これらは漁獲時に既に魚に付着していると思われる。腸内細菌では，*Morganella morganii*（モルガン菌），*Raoultella planticola*（別名 *Klebsiella planticola*）などが知られ，漁獲後の加工時に付着すると思われるだけでなく，魚介類とは関係ない漬け物などへの汚染で食中毒が起こった事例もある。前者の多くは，0 ℃〜10 ℃でも発育する低

温細菌で冷蔵でも増えるため，生の赤身魚やその干物などを長期間冷蔵保存すると，その間に増殖しヒスタミンを産生する。後者は，25℃〜40℃で発育する中温細菌で，室温で保存した場合に増殖してヒスタミンを産生する。

(2) 主な原因食品

アミノ酸のヒスチジンが細菌の酵素の作用でヒスタミンに変換される。そのため，ヒスチジンを多く含む赤身魚（マグロ，ブリ，カジキ，サンマ，サバ，イワシ等）とその加工品が多い。魚介類以外を原因とするものとして，日本では漬け物など発酵食品が，海外では鶏肉，ハム，チェダーチーズが原因となった事例もある。

(3) 症状

多くは，食べた直後から1時間以内に，顔面，特に口の周りや耳たぶが赤くなり，じんましん，頭痛，嘔吐，下痢などの症状が出る。重症の場合は，呼吸困難や意識不明になることもあるが，死亡事例は過去にはない。

(4) 予防と対処法

ヒスタミンは熱に安定で，通常の加熱調理では失活せず，一度産生されると食中毒を防ぐことはできない。そのため，ヒスタミン産生菌の増殖と酵素作用を抑えてヒスタミンを産生させないようにするため，原材料から食べる直前まで一貫した厳密な温度管理（冷蔵，冷凍）が必要である。特に，魚の場合は，死んだ瞬間からヒスタミン産生菌が活動を始めること，海洋細菌は冷蔵でも増殖できることに注意し，長期の保存は避ける。また，ヒスタミン産生菌はエラや消化管に多く存在するので，

魚のエラや内臓はできるだけ早く除去し，鮮度が低下した恐れのある魚は食べない。ヒスタミンを高濃度に含む食品を口に入れたとき，くちびるや舌先に通常と異なる刺激を感じることがある。この場合は，食べずに処分する。

学習課題

1 厚生労働省「食中毒統計資料」
（https：//www.mhlw.go.jp/stf/seisakunitsuite/bunya/kenkou_iryou/shokuhin/syokuchu/04.html）の「過去の事件一覧」から過去5年の食中毒発生事例成績をダウンロードし，原因物質が黄色ブドウ球菌で原因食品が判明した事例について，調理過程のどこで人の素手に触れたのか考えてみましょう。

2 同じく「過去の事件一覧」の過去5年のデータから原因物質が自然毒のうち，フグ，または，毒キノコ以外を原因とした事例にどのようなものがあるか調べてみましょう。

参考文献

1. 日本食品衛生学会『食品安全の事典〔新装版〕』（朝倉書店，2022年）
2. 厚生労働省ホームページ「自然毒のリスクプロファイル」
https://www.mhlw.go.jp/stf/seisakunitsuite/bunya/kenkou_iryou/shokuhin/syokuchu/poison/index.html
3. 東京都ホームページ「有毒植物について，身近にある有毒植物」
https：//www.hokeniryo.metro.tokyo.lg.jp/shokuhin/dokusou/00.html
https：//www.hokeniryo.metro.tokyo.lg.jp/shokuhin/pamphlet2/files/dokushoku29.pdf

12 | 生物学的病因Ⅲ（寄生虫）

関崎 勉

《学習のポイント》 魚類やほ乳類に寄生し，その肉を食べることで健康障害
を生じる寄生虫について講義する。
《キーワード》 トキソプラズマ，肉胞子虫，ナナホシクドア，肝蛭，肺吸虫，
裂頭条虫，有鉤条虫，旋毛虫，アニサキス，顎口虫，アカボウ旋尾線虫

1. 寄生虫性食中毒

　衛生状態の改善が進み多くの寄生虫病の発生は少なくなったが，魚介
類，家畜，野生動物の肉などを加熱不足のまま食べることで寄生虫性食
中毒事件は引き続き発生している。寄生虫は，原虫，吸虫，条虫および
線虫に大きく分けられる。原虫は単細胞の真核生物で，大きさは細菌よ
りも大きいが，およそ 10 〜数 10μm で，肉眼では見えない。細胞分裂は，
無性生殖の 2 分裂だけでなく，配偶子を形成して 2 個体が接合する有性
生殖の過程もある。感染性の胞子（オーシスト）に汚染された食品や成
虫を含む食肉等の摂取により食中毒を起こす。一方，吸虫，条虫や線虫
は，多細胞生物で卵から成虫に至るまでに様々な形態に変態し，無性生
殖および有性生殖を行う過程があり，成虫が雌雄異体のものもある。主
に，虫卵を含む（または汚染された）食品や幼虫を含む食肉や魚介類を
加熱不足で摂取することで食中毒を起こす。寄生虫の分類は，近年，形
態や生活環の比較だけでなく，分子系統解析も行われて，これまでの分

類が再検討されており，今後もさらに修正される可能性がある。本章で扱う寄生虫の分類は，日本寄生虫学会が作成した新寄生虫和名表を参考に表12－1に記載した。寄生虫の学名も，細菌と同様に属と種の2命名法で表される。

2.　トキソプラズマ

　原虫で，学名は *Toxoplasma gondii* である。トキソプラズマが成熟して次世代を生み出せる終宿主はネコだけである。その他のほとんどの哺乳動物や鳥類にも感染するが，生活環が完結せず，体内にシストとして留まる。トキソプラズマに感染したことがない，あるいは，免疫が成立していないネコでは，日齢に関係なく感染して生活環が完結し，次世代としてのオーシストを排泄する。図12－1に示すように，ネコが感染すると，トキソプラズマは腸管上皮に侵入して無性生殖で増殖しメロゾイトとなった後，雌雄の配偶子（マクロガメートとミクロガメート）を形成する。両者は有性生殖により腸管内部で融合して接合子（ザイゴート）となった後，オーシストとして糞便中に排泄される。排泄直後のオーシストは未成熟で感染性はない。それが，1～5日後にオーシスト内に4個のスポロゾイトを含む2個のスポロシストを形成して感染性オーシストとなる。オーシストは外環境に対し非常に丈夫で，土壌や水中などの環境中に数か月～1年以上は生存して感染力を保持する。したがって，ネコの糞が形もなくなったような数か月後の土壌でも，十分に感染源となる。ネコ以外の動物が感染した場合は，感染後，宿主の免疫応答が発動すると，タキゾイトと呼ばれる中間体が分裂増殖して全身の臓器に散らばり，中枢神経系や筋肉内で直径40～50μm程度のシストと呼ばれる集合体構造になり長期間生存する。シストは安定な壁に覆われているため，免疫系の攻撃を受けずにシスト内部で緩やかに増殖・生存を続け

表12-1 日本寄生虫学会による本章で扱う寄生虫の分類

Kingdom 界	Phylum 門	Class 綱	Order 目	Family 科	Genus 属 Species 種 (および Subspecies 亜種)
Alveolata[注①] アルベオラータ界	Apicomplexa アピコンプレックス門	Coccidia コクシジウム綱	Eucoccidiorida 真コクシジウム目	Sarcocystidae 肉胞子虫科	Toxoplasma gondii トキソプラズマ
					Sarcocystis fayeri フェイヤー肉胞子虫 Sarcocystis cruzi クルーズ肉胞子虫 Sarcocystis hominis ヒト肉胞子虫 Sarcocystis suihominis
Animalia 動物界	Myxozoa ミクソゾア門	Myxosporea 粘液胞子虫綱	Multivalvulida 多殻目	Kudoidae クドア科	Kudoa septempunctata ナナホシクドア Kudoa hexapunctata ムツホシクドア
	Platyhelminthes 扁形動物門	Trematoda 吸虫綱	Echinostomida 棘口吸虫目	Fasciolidae 蛭状吸虫科	Fasciola hepatica 肝蛭 Fasciola gigantica 巨大肝蛭
			Plagiorchiida 斜睾吸虫目	Paragonimidae 肺吸虫科	Paragonimus westermanii ウェステルマン肺吸虫 Paragonimus skrjabini miyazakii 宮崎肺吸虫
		Cestoda 条虫綱	Diphyllobothriidea 裂頭条虫目	Diphyllobothriidae 裂頭条虫科	Dibothriocephalus nihonkaiensis 日本海裂頭条虫 Dibothriocephalus latus 広節裂頭条虫 Spirometra erinaceieuropaei マンソン裂頭条虫
			Cyclophyllidea 円葉目	Taeniidae テニア科	Taenia solium 有鉤条虫 Taenia saginata 無鉤条虫
	Nematoda 線形動物門	Adenophorea 双器綱	Enoplida エノプル目	Trichinellidae 旋毛虫科	Trichinella spiralis センモウチュウ Trichinella nativa Trichinella T9
		Secernentea 双腺綱	Ascaridida 回虫目	Anisakidae アニサキス科	Anisakis simplex ミンククジラアニサキス Anisakis pegreffii Anisakis typica スジイルカアニサキス Anisakis physeteris マッコウクジラアニサキス Pseudoterranova decipiens トドシュードテラノバ
			Spirurida 旋尾線虫目	Gnathostomatidae 顎口虫科	Gnathostoma dololesi ドロレス顎口虫 Gnathostoma hispidum 剛棘顎口虫 Gnathostoma nipponicum 日本顎口虫 Gnathostoma spingerum 有棘顎口虫
				Tetrameridae テトラメレス科	Crassicauda giliakiana アカボウ旋尾線虫

本表では、亜綱、亜目、亜科、上科は省略した。注①アルベオラータ界については、暫定的で分類は未定である。

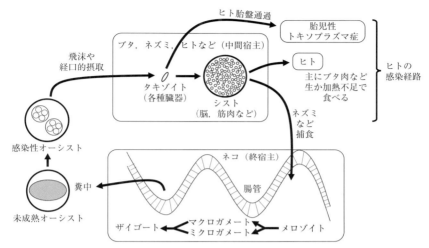

図12−1　トキソプラズマの生活環とヒトへの感染経路

無数のブラディゾイトを形成する。

　ヒトの感染は，ネコが糞便中に排泄したオーシストを含む飛沫を吸い込んだり，経口的に摂取したりして，またはシストを含む動物の肉を生や加熱不足で摂取して起こる。抗菌薬のサルファ剤は，タキゾイトなど活動期の虫体には効果があるが，シストには効果がない。食の安全の見地からブタの感染が重要視されてきたが，農林水産省の家畜伝染性疾病統計を見ると，近年の発生はほとんどなくなった。しかし，それら僅かな症例は主にトキソプラズマが活動期にあるものを発見したと思われ，筋肉内にシストを形成したブタでの存在率は不明である。実際，ブタが感染したことを示す抗体の有無で調査した結果，日本の健康ブタの約5％が感染していると推定される。さらに，その他多くの哺乳類や鳥類にも感染するが，その実態は不明である。健康な成人では感染しても，通常は不顕性感染で症状を見せることはない。しかし，宿主が妊娠中で

あれば、シストが形成される前の活発に分裂している時期に、胎盤を通過して胎児に移行し、脈絡網膜炎、脳内石灰化、水頭症、流産、死産など感染時期や感染部位に応じた胎児性トキソプラズマ症を発症する。妊婦または妊娠する可能性のある女性は、ブタ肉に限らず牛肉、トリ肉、ジビエなどは、生食や加熱不足では食べず、中心まで十分火を通して食べる。ネコを飼育しているならば、糞はオーシストが成熟する前の24時間以内にポリ袋に封入して捨てる。野良ネコが糞をする可能性のある砂場など遊び場を避けることである。

3. 肉胞子虫

住肉胞子虫とも呼ばれる原虫である。ヒトに寄生する肉胞子虫は4種が知られるが、ウシを中間宿主とするクルーズ肉胞子虫（学名 *Sarcocystis cruzi*）、ヒト及びサルを終宿主とし中間宿主がウシやブタの肉胞子虫（それぞれ、学名 *Sarcocystis hominis*, *Sarcocystis suihominis*）の感染例は、現在はほぼ見られなくなった。一方、近年、馬刺しによる食中毒の原因として注目されたのは、フェイヤー肉胞子虫（学名 *Sarcocystis fayeri*）で、イヌ、キツネ、タヌキなどのイヌ科動物を終宿主、ウマを中間宿主とする。図12-2に示すように、中間宿主（ウマ）の筋肉内にサルコシスト（肉胞子）が形成され、その肉を終宿主であるイヌ、キツネ、タヌキなどの肉食獣が食べると中に含まれていた多数のブラディゾイトが小腸粘膜上皮に入り、雌雄の配偶子母細胞（マクロガモントとミクロガモント）に変化した後、無性生殖で複数の配偶子（マクロガメートとミクロガメート）となる。次いで、雌雄のガメートが有性生殖で融合して接合子（ザイゴート）になり、周囲に被膜、被殻が形成されて感染性オーシストとなり細胞外に出る。オーシストには4個のスポロゾイトを含む2個のスポロシストが含まれ、このスポロシストが終

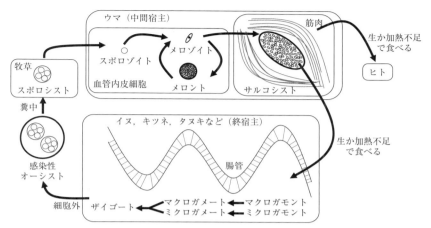

図 12 − 2　フェイヤー肉胞子虫の生活環とヒトへの感染経路

宿主の糞便中に排泄される。スポロシストは牧草などに付着して中間宿主に経口的に摂取される。腸管で脱囊してスポロゾイトが飛び出し，これが血管内皮細胞に入り増殖してメロゾイトとなり，メロントを経て増殖しつつ，メロゾイトが横紋筋に移行してサルコシストを形成する。ヒトは，馬刺しや馬肉のたたきなど，生または加熱不足のウマの肉を食べて感染する。症状は，食後 1 日以内に，嘔吐，下痢，腹痛を示すが，いずれも一過性で数日内に完治する。日本のウマでのフェイヤー肉胞子虫の感染率は，もともと 10 数 % だったとされているが，近年，感染率の高い海外からの輸入馬が増えたことで食中毒が顕在化したと思われる。馬肉中のフェイヤー肉胞子虫は，0 〜 4° C では 24 時間後でも生存しているが，凍結には弱く，− 20° C，48 時間の凍結で感染性を失うことから，生食用馬肉を一定時間以上凍結することで予防でき，この処置を行ったことで食中毒事件は激減した。

4. ナナホシクドア（粘液胞子虫）

　近年，食中毒の原因として注目された原虫はナナホシクドア（学名 *Kudoa septempunkutata*）である。クドアの名称は，米国原生動物学会設立者の1人で粘液胞子虫研究者だった工藤六三郎（1886～1967）の名をとったものである。球状または星形に近い約10μmの虫体（胞子）の中に，花びらのように数個の極嚢と呼ばれる小室を持つ。海水性魚類に寄生し，中間宿主は他の *Kudoa* 属原虫と同様にゴカイなどの小動物と考えられているが特定されておらず，生活環に関しても詳しいことは解明されていない。2000～2010年頃に，主にヒラメの刺身を原因食品とした食中毒が多く発生した。そのため，ヒラメ養殖において，稚魚と出荷前成魚の抜き取りによる遺伝子検査を行うようになり，日本産養殖ヒラメでの食中毒発生はほぼ無くなったが，天然物あるいは輸入物による事例は発生している。*Kudoa* 属にはほかにも多くの種が知られており，マグロ，カンパチなどに寄生するムツホシクドア（*Kudoa hexapunctata*）と食中毒の関連性が指摘されているが，その他については，食中毒との因果関係は明らかでない。症状は，食後1日以内に吐き気，嘔吐，腹痛，下痢などの消化器症状を呈す。通常は軽症で，1日以内に自然回復し，周囲へ拡大することもない。クドアは凍結には弱く，－20°C，4時間の凍結で死滅する。したがって，予防には，天然物や輸入物ヒラメの生食を避けることか，凍結処理したものを食べることである。

5. 肝蛭

　ウシ，ヒツジ，ヤギ，シカなどの草食動物の肝臓に寄生して，家畜生産に多大な被害を与える吸虫で，学名は *Fasciola hepatica* である。しかし，近年，ゲノム解析により，日本産肝蛭は *F. hepatica* と巨大肝蛭

第 12 章　生物学的病因Ⅲ（寄生虫）　| **231**

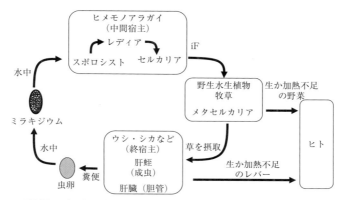

図 12 − 3　肝蛭の生活環とヒトへの感染経路

Fasciola gigantica との交雑種子孫であることが判明した。

　図 12 − 3 に示すように，草食動物の肝臓に寄生した成虫が産んだ虫卵が，胆管から腸管に入り糞便と共に排出される。水中で孵化してミラキジウムとなり，これがスポロシストに成長して草原や広い公園などの小川に生息する淡水性巻貝の中間宿主ヒメモノアラガイに侵入し，貝の中でレディアに，さらに無性生殖で増殖する期間を経てセルカリアに変態する。セルカリアは貝から水中に出て，水生植物や牧草などに付着して感染力のあるメタセルカリアに成長する。これが草食動物に摂取され，小腸で脱嚢して腸壁を穿通して腹腔に出る。次いで肝臓の表面から実質内に侵入し，胆管に達して成虫に発育する。変態したばかりの成虫はまだ微小だが，生長すると数 cm の大きさになることもある。ヒトは，メタセルカリアが付着したセリ，クレソン，タガラシなどの野生水生植物や，メタセルカリアを含むウシやシカなどの肝臓を食べることで感染する。主な症状は，右上腹部痛，発熱，下痢，嘔吐，好酸球増多などで，重篤化すると胆石様疼痛，閉塞性黄疸，肝硬変を起こすことがある。肝臓以外では，皮下，脳，子宮などの異所寄生の報告もある。予防には，

畜産地域での野生または自然栽培による水生植物の生食は避ける，ウシやシカなどの肝臓や腸管を生または加熱不足で食べないことである．

6. 肺吸虫

日本で食中毒の原因となるのは，ウェステルマン肺吸虫（学名 *Paragonimus westermanii*）と宮崎肺吸虫（学名 *Paragonimus skrjabini miyazakii*）[1]の2種で，前者には染色体が2倍体のものと3倍体のものが知られる．いずれも厚みがあるコーヒー豆状の形態を呈す．図12－4に示すように，終宿主の肺に虫嚢を形成した成虫が虫卵を産み，喀痰や糞便に混じり外界に排出される．これが水中で孵化してミラキジウムとなり，第1中間宿主の淡水性巻貝，すなわち，ウェステルマン肺吸虫ではカワニナ，宮崎肺吸虫ではホラアナミジンニアまたはカワネミジンツボなどに侵入する．貝の中でスポロシストに成長し，無性生殖の期間

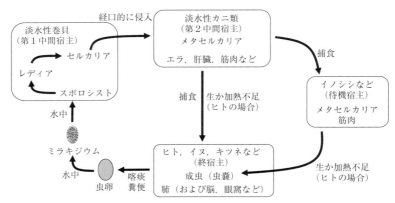

図12－4　肺吸虫の生活環とヒトへの感染経路

1　宮崎肺吸虫は，*P. skrjabini* に近縁の *Paragonimus miyazakii* とされてきたが，*P. skrjabini* の亜種 *miyazakii* となった．

を経てレディアからセルカリアとなる。セルカリアが水中に出て，第2
中間宿主の淡水性カニ類，すなわち，ウェステルマン肺吸虫ではモクズ
ガニ，サワガニ，アメリカザリガニ，宮崎肺吸虫ではサワガニに侵入し，
そのエラ，肝臓，筋肉でメタセルカリアになる。このメタセルカリアを
含む第2中間宿主を食べて，ヒトを含む終宿主が感染する。ヒト以外の
終宿主は，ウェステルマン肺吸虫の2倍体がタヌキ，キツネ，イヌなど，
3倍体がイヌ，ネコなど，宮崎肺吸虫が，イタチ，テン，イヌ，ネコな
どである。また，イノシシはカニ類を食べて感染し，メタセルカリアが
筋肉内に長く残るので，待機宿主と呼ばれる。ヒトでは，イノシシ肉を
生または加熱不足で摂取して感染する症例が多く見られた。しかし，近
年ではエスニック料理で使う生サワガニの塩漬けから感染した症例も報
告されている。成虫が肺に寄生すると，感染初期では腹痛と胸痛，好酸
球増多，咳，血痰を呈し，さらに気胸，胸水の貯留も見られる。また，
どの肺吸虫も脳，眼窩，腹腔内臓，泌尿生殖器など人体各所に異所寄生
し，髄膜炎症状，失明，皮下腫瘤などを起こす。予防は，第2中間宿主
である淡水性カニ類および待機宿主である野生イノシシの肉を生や加熱
不足で摂取しないことである。また，上記の淡水性カニを加熱調理する
際に，調理器具等への2次汚染が起きないよう注意する。

7. 裂頭条虫

　次に述べる有鉤条虫と共に条虫は，体節が連なったストロビラと呼ば
れる平たい紐のような形状をしており，それが真田紐と似ていることか
らサナダムシとも呼ばれる。英語では，tapeworm である。食品に由来
して感染する裂頭条虫には，海水性サケ類の生食で感染する日本海裂頭
条虫（学名 *Dibothriocephalus nihonkaiensis*）と淡水性マス類の生食で
感染する広節裂頭条虫（学名 *Dibothriocephalus latus*）がある。また，

地鶏，野鳥，カエル，ヘビなどの生食で感染するマンソン裂頭条虫（学名 *Spirometra erinaceieuropaei*）もある。図 12 − 5A に示すように，日本海裂頭条虫と広節裂頭条虫では，第 2 中間宿主である魚類が，終宿主であるヒト，イヌ，ネコ，ブタ，キツネ，クマなどの哺乳類に摂取されると，その小腸内で体節（エフィラ）が長く連なった成虫（ストロビラ）となり，産卵を開始する。エフィラの子宮口から産出された虫卵は水中で発育し，幼生が繊毛のある幼虫被殻に包まれたコラシジウムとなる。コラシジウムには既に体の後端に 3 対のかぎ，鉤を持つことから六鉤幼虫と呼ばれる幼生が含まれており，第 1 中間宿主であるケンミジンコに捕食されると，六鉤幼虫が幼虫被殻から出てプロセルコイドに成長する。これが第 2 中間宿主の魚類に捕食されてプレロセルコイドになる。ヒトは，刺身または加熱不足の魚肉を食べて感染し，下痢，腹痛，腹部膨満感，全身倦怠，体重減少，めまいなどの症状を呈す。図 12 − 5B に示すように，マンソン裂頭条虫のプレロセルコイド（成虫に対して，これをマンソン孤虫と呼ぶ）は，両生類，は虫類，鳥類，哺乳類と広範囲の動物を第 2 中間宿主とする。これらがイヌ，ネコ，タヌキ，キツネなど

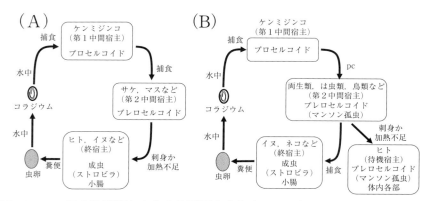

図 12 − 5　日本海裂頭条虫と広節裂頭条虫（A），およびマンソン裂頭条虫（B）の生活環とヒトへの感染経路

の終宿主に捕食されるとその腸管に成虫が寄生する。ヒトはプレロセルコイドが幼虫のまま体内に残るため待機宿主と呼ばれる。ヒトでは，プレロセルコイド（マンソン孤虫）が体内各部に移動して腫瘤を形成し幼虫移行症（マンソン孤虫症）を起こす。寄生部は，皮下組織が最も多いが，眼瞼，頭蓋骨，脊髄，心嚢に寄生し，重篤な症状を示した事例がある。予防には，食品を加熱処理する，あるいは，−20°Cで7日間，または−35°Cで15時間冷凍処理を行う。

8．有鉤条虫

　有鉤条虫（学名 *Taenia solium*，一般名 pork tapeworm）は，ブタを中間宿主，ヒトを終宿主とする。ヒトの腸管内で成熟し多数の体節（エフィラ）が連なった条虫（ストロビラ，成虫）となり，頭節には小鉤がある。図12−6に示すように，体節内には虫卵が蓄積され，各体節がストロビラから離断してエフィラとなって，糞便と共に外界に出る。エ

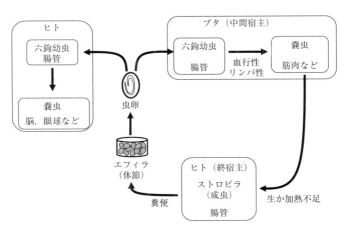

図12−6　有鉤条虫の生活環とヒトへの感染経路

フィラ内の虫卵には六鉤幼虫が含まれている。これが中間宿主に経口的に摂取されると，その腸管内で六鉤幼虫が孵化して小腸壁から侵入し，血行性またはリンパ性に全身の筋肉に達して嚢虫となる。ヒトは，嚢虫を含むブタ肉などを，生または加熱不足で摂取して感染する。ヒトでは，嚢虫を摂取してから2〜3か月経つと成虫となり腸管に寄生する。その後，成虫の体節が離脱して睡眠や歩行時でも肛門周囲に出てきて不快感を与える。また，腹部不快感，腹痛，下痢，食欲減退などを起こす。ヒトでは，ブタ肉の生食だけでなく，虫卵を直接経口摂取することもあり，孵化した六鉤幼虫が，ブタと同様に，小腸壁に侵入して全身各所に移行する。特に脳，脊髄，眼球などに寄生して嚢虫を形成した場合，極めて重篤な症状を示す有鉤嚢虫症を起こす。虫卵の摂取には，汚染された野菜や水を経口的に，または，手指に付いた虫卵を直接経口摂取するのに加え，感染者の腸内で産卵された虫卵に自身がそのまま感染する自家感染がある。予防には，生または加熱不足のブタ肉を食べないことで，特に流行地である海外での非加熱調理品や加熱不足の食品を食べないことである。同属の無鉤条虫（学名 *Taenia saginata*，一般名 beef tapeworm）は，ウシを中間宿主とし，通常は腸内にのみ寄生して，腹部不快感，腹痛，下痢，食欲減退などは起こすが，幼虫移行症としての嚢虫症を起こすことはない。

9. 旋毛虫（トリヒナ）

哺乳類，鳥類，は虫類など動物の筋肉に寄生する線虫で，食中毒の原因となる代表種は，学名 *Trichinella spiralis* だが，日本に分布しているのは *Trichinella nativa*（北海道）と *Trichinella* T9 [2]（本州，北海道）

2　日本で発見された新種で，学名が未決定なので遺伝子型として記載されている。

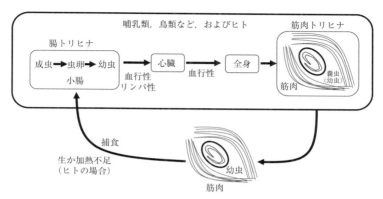

図12-7 トリヒナの生活環とヒトへの感染経路

である。図12-7に示すように、感染動物の筋肉を宿主となる動物が捕食して感染し、これが成虫となって小腸粘膜に寄生する。その後、雌成虫は幼虫1,000匹分以上にもなる虫卵を産む。幼虫は血行性またはリンパ性に心臓に到達すると、血行性に全身に分散し、筋肉に到達して被嚢し嚢虫となる。自然界では、感染個体の肉が捕食されることで、様々な動物に感染が繰り返されるが、通常は重い症状は見せない。ヒトは、家畜または野生動物の肉を生または加熱不足で摂取して感染すると、小腸に寄生して腸トリヒナとなり、腹痛、下痢などを起こす。また、筋肉に嚢虫が寄生すると筋肉トリヒナとなり、筋肉痛、浮腫、発熱、好酸球増多を引き起こす。19世紀後半にドイツを中心とする西欧諸国で、ブタ肉の生食による事例が多く出たことがあったが、近年ではイタリア・フランスで馬肉の生食による事例が発生し、その他の国でも自家製ソーセージや生ハムでの症例がある。日本では、ブタから検出されたことはなく、クマ肉の刺身やルイベでの事例がある。－20℃で20日以上、－28.9℃で6日以上の凍結処理は *T. spiralis* の殺滅には有効だが、*T.*

nativa, T. T9 には無効である。熱にも強く，内部がピンク色では加熱不足で，完全に死滅させるには全て灰色になるまで加熱する必要がある。したがって，ブタや野生動物肉の生や加熱不足での摂取は避けなければならず，特に *T. nativa, T.* T9 が分布する日本ではルイベは危険である。

10. アニサキス

海水性魚介類に寄生する線虫で，食中毒の原因となるのは，ほとんどがミンククジラアニサキス，学名 *Anisakis simplex* だが，一部に *Anisakis* 属の別種（表 12 – 1）や *Pseudeterranova decipiens* によるものも報告されている。特に，南日本（九州，日本海産，東シナ海産）の魚類に寄生するアニサキスは，主に *Anisakis pegreffii* である。*A. sinplex* では魚が生存している時点で内臓だけでなく，筋肉にも寄生するが，*A. pegreffii* では魚が生きているうちは内臓にしか寄生せず，新鮮なうちに内臓を取り除けば食中毒にならない。そのため，南日本地域でこれによる食中毒事例は少ない。

イルカ，クジラ（*Anisakis* 属），アザラシ，トド（*Pseudeterranova* 属）など海洋性哺乳類を終宿主として，成虫はその胃に寄生する。図 12 – 8 に示すように，雌雄の成虫が交接して産んだ虫卵には，既に第 1 期から第 2 期幼虫が含まれており，糞便と共に海中へ排出されて孵化し，オキアミなどの甲殻類に経口的に摂取されて第 3 期幼虫に成長する。さらに，食物連鎖上位の小型魚類やイカが第 2 中間宿主となり，その消化管や内臓などに第 3 期幼虫として留まる。このときの幼虫は，10 ～ 40mm で肉眼でも確認できる。第 2 中間宿主が大型肉食魚類（待機宿主）に捕食されても，第 3 期幼虫のままである。第 2 中間宿主または待機宿主が終宿主に捕食され，第 4 期幼虫を経て成虫となる。ヒトは，第 2 中間宿主または待機宿主を，刺身または加熱不足で摂取して感染し，胃ア

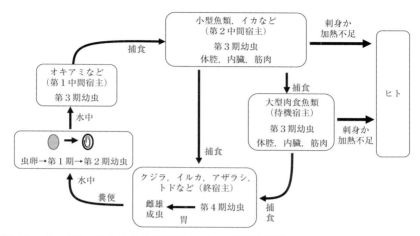

図12−8　アニサキスの生活環とヒトへの感染経路

ニサキス症または腸アニサキス症を発症する。前者では，食後数時間から10数時間後に，胃の収縮を伴う激痛，悪心，嘔吐を呈する。後者では，食後10数時間で，下腹部激痛，腹膜炎症状を呈する。しかし，ヒトの体内では第3期幼虫のまま成虫にはなれず，通常，3週間で排泄される。また，まれに消化管を穿通して腹腔，腸間膜，肝臓，胸腔などに移行することもある。胃や腸アニサキス症とは別に，即時型過敏症（アレルギー）による蕁麻疹やアナフィラキシー反応もある。これは，アニサキスの分泌物に対する反応で，複数の物質がアレルゲンとして同定されており，加熱処理に耐えるものや，患者によって反応するアレルゲンやその組合せが異なるなど，予防・治療を難しくしている。

　アニサキス症は世界中で見られ，北アジア，西ヨーロッパで多い。日本では以前より食中毒の発生があったが，事例1件に患者1名という小規模な事件がほとんどだったため，報告漏れが多かった。2000-2010年頃の他の寄生虫も含めた食中毒の増加に対応し，個別の報告が義務付け

られたことで記録上の発生数が急増し，2018年には原因別事件数で第1位となった。しかし，その後も事件数は増え続けており，その原因としては，届出制度の変更だけでなく，オキアミやクジラの個体数の増加，低温流通技術の発達，飲食店調理者の知識不足など諸説ある。

　予防としては，生食の場合，鮮度の高いうちに内臓を除去し，虫体は肉眼で確認できることから腹腔内壁などに寄生するものを調理段階で除去する。幼虫は，60℃では数秒で，70℃では瞬時に死滅する。一方，−20℃で死滅させるには1日から数日冷凍する必要がある。胃内に寄生するので，酸には抵抗し，シメサバなど食酢の処理では死なず，塩，わさび，醤油などの薬味や調味料も効果はない。即時型過敏症では，虫体が死んでも反応するため，虫体（アレルゲン）を完全に取り除く必要がある。

11．顎口虫

　食中毒の発生頻度は低いが，発生すると患者数は多い。図12−9に示すように，終宿主の糞便中に排泄された虫卵内で，第1期幼虫から第2期幼虫に成長し孵化して水中に出る。これが，第1中間宿主であるケンミジンコ類に捕食され，体内で第3前期幼虫になる。これを第2中間宿主が捕食すると，薄い嚢に包まれた第3後期幼虫に成長し筋肉内に嚢虫を形成する。これを終宿主が捕食すると，消化管壁を穿通して肝臓で発育，さらに腹腔や胸腔を経て，最終的に胃壁に達して成虫となる。さらに，第2中間宿主が，終宿主以外の動物（待機宿主）に捕食されると，第3後期幼虫はそれより発育せず筋肉などに嚢虫として留まる。第2中間宿主または待機宿主としては，淡水性魚類，両生類，は虫類，鳥類，哺乳類と多彩である。終宿主は，ドロレス顎口虫と剛棘顎口虫がイノシシ，ブタ，日本顎口虫がイタチ，有棘顎口虫がイヌ，ネコである。

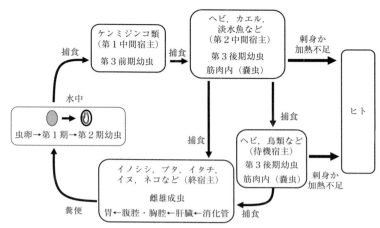

図 12 − 9　顎口虫の生活環とヒトへの感染経路

　ヒトは，第2中間宿主または待機宿主を生あるいは加熱不足で摂取して感染し，体内移行症を発症する。ドロレス顎口虫，剛棘顎口虫，および日本顎口虫は，第3後期幼虫のまま比較的浅い皮下に幼虫が移行し，皮膚爬行症またはクリーピング病と呼ばれる症状を呈する。有棘顎口虫の第3後期幼虫は，成虫に近い状態まで発育して体内移行するため，深部皮下組織にまで迷入して，目や脊髄など脳神経系への移行で失明や麻痺，肝臓実質の破壊やそれに対するアレルギー反応などで肝機能障害を呈することもある。予防には，両生類，は虫類は言うまでもなく，淡水性や汽水性の魚類の生食を避けることである。

12．アカボウ旋尾線虫

　1987年に生食用ホタルイカの流通が始まり，これによる食中毒の原因となった線虫で，学名は *Crassicauda giliakiana* である。生活環など不明な点が多いが，ツチクジラの腎臓に寄生する線虫の幼虫と言われて

いる。旋尾線虫は，Type I 〜 XIII に型別されており，アカボウ旋尾線虫はそのうち Type X である。太さは 0.1-0.2mm，長さ 5-10mm の透明な線虫で，肉眼で確認するのは難しい。ヒトが感染すると，皮膚に線状の爬行疹，腸閉塞を含む急性腹症，眼寄生による視力障害を起こす。1994 年に加熱または冷凍後のものだけが流通するようになり，食中毒事件は激減した。予防は，ホタルイカの踊り食いや，内臓付き未冷凍の刺身を避けることである。

学習課題

　寄生虫には複雑な生活環をとるものが多いが，ヒトが食品を通じて感染する経路と，それに対応した予防法についてまとめてみましょう。

参考文献

1.　板垣　匡，藤﨑幸藏 編著『動物寄生虫病学〔四訂版〕』（朝倉書店，2019 年）
2.　日本食品衛生学会『食品安全の事典〔新装版〕』（朝倉書店，2022 年）
3.　岩佐　庸，倉谷　滋，斎藤成也，塚谷裕一編『岩波生物学事典〔第 5 版〕』（岩波書店，2013 年）

13 | 生物学的病因Ⅳ（社会的要因）

関崎 勉

《学習のポイント》 社会や時代の変化に伴い増加した健康被害やその懸念，および新たに顕在化した食品健康被害について講義する。
《キーワード》 生食と食中毒，ブタ肉の生食の危険性，ジビエに潜む病原体，キノコの生食，薬剤耐性菌，牛海綿状脳症，食中毒を防ぐには

1. 社会や時代の変化に伴い現れた食中毒事件

　時代と共に食品の生産方法や食生活も変化し，それに伴い新たな食中毒事件が発生して社会問題となったり，過去にはなかった病原体による事件が発生したりして，人々に脅威を与えている。表13-1にそれら代表的な出来事をまとめた。1996年に，大阪府堺市の学校給食での大規模な集団食中毒が発生し，その原因が腸管出血性大腸菌O157であったことから，日本中の多くの人がその細菌の名前を知ることになった。O157の怖さは多くの人々に伝わり，普段はお腹の具合が少々悪いくらいでは病院に行かない人までも，心配して病院に殺到したことから，厚生労働省食中毒統計には例年をはるかに超える1万5000人弱の感染者が記録された。この菌は，それから15年経った2011年に富山県の焼き肉チェーン店でのユッケやレバー刺しを原因とする大規模な集団食中毒を起こし，5人の死者を出した。その結果，肉の生食に関する食品衛生法の規格基準が2011年に設定され，2012年には生食用牛レバーの販売

244

表 13 － 1　食の安全を脅かす諸問題の歴史

年	事件
1996	腸管出血性大腸菌 O157 学校給食中毒など　年間 14,488 人発症，9 人死亡
1998	腸炎ビブリオパンデミック株の到来　年間 12,318 人発症
2000	黄色ブドウ球菌汚染加工乳集団食中毒など　年間 14,722 人発症，8 人死亡
2001	牛海綿状脳症（BSE）初発例
	腸炎ビブリオに関する食品衛生法規格基準改正
2004	ノロウイルス食中毒　年間 12,537 人発症
2006	ノロウイルス食中毒　年間 27,616 人発症
2011	焼き肉チェーン店での腸管出血性大腸菌食中毒　181 人発症，5 人死亡
	生食用牛肉に関する食品衛生法規格基準設定
2012	白菜浅漬け腸管出血性大腸菌食中毒　169 人発症，8 人死亡
	生食用牛レバー販売禁止
2013	BSE のリスク無視できるレベル
2015	豚肉・豚レバー生食用販売禁止
2016	カンピロバクター食中毒　年間 3,272 人発症
2017	ハチミツ入り離乳食による乳児ボツリヌス症での初の死亡事件
	健康牛に対する BSE 検査廃止
2018	野生鳥獣肉の衛生管理に関するガイドライン改正
	寄生虫アニサキス食中毒が発生事件数で最多

が禁止された。2012 年には，白菜の浅漬けを原因とした腸管出血性大腸菌による広域集団食中毒が再び発生し，8 人が死亡した。

　牛海綿状脳症（BSE；Bovine Spongiform Encephalopathy）は，2001年に日本で初めて確認されたが，2013 年の初めに日本は BSE のリスクが無視できる国となった。その間には，腸炎ビブリオパンデミック株の大流行によって 1998 年の 12,000 人を超える患者が発生し，2001 年の腸

炎ビブリオに関する食品衛生法が改正された。2000年には黄色ブドウ球菌のエンテロトキシンに汚染された加工乳を原因とした広域集団食中毒などで年間15,000人弱の患者が発生した。2004年頃からノロウイルスが猛威を振るい，2006年には年間患者数が27,000人強と大きなピークを記録している。カンピロバクターは，細菌性食中毒の原因としては常に多く，2016年に患者数が一つのピークを示している。

　インターネットの普及に伴い，ウェブ上には様々な情報が溢れている。そこに掲載される様々な料理レシピは，手軽に得られる情報として重宝されている。しかし，中には食中毒のリスクが高いものが掲載されることがある。2017年，ウェブ上のレシピに従い，ハチミツを加えた離乳食で乳児ボツリヌス症が発生し，患者が死亡する事件が起きたことは第11章で述べた。当時，同じウェブ記事にはブタ肉を生のまま食べるレシピも掲載されていた。ブタ肉やブタレバーの生食は2015年に禁止されたばかりだが，その危険性が十分に認識されていなかった。

　野生鳥獣による農作物被害への対策として，野生鳥獣肉をジビエとして食べる機会が増加している。野生鳥獣は管理された環境で飼育された家畜とは違い，より一層の注意が必要である。これについては，厚生労働省が2018年に野生鳥獣肉の衛生管理に関するガイドラインを改正し，安全に消費するための体制作りが進んでいる。2018年からは，寄生虫のアニサキスによる食中毒が，事件発生数で他の食中毒を抑えて最多数になったことは第10章と第12章で述べた。また，薬剤耐性菌に対しても，危機に瀕していると国連のWHO世界保健機関が警告を発しており，消費者はその危険性についても正しく理解すべきである。本章では，これら時代の移り変りや社会の変化と共に問題化した食中毒について解説し，最後に，それら様々な生物学的病因から，身を守るための心構えについても解説する。

2. 生食と食中毒

　2011年4月下旬からの富山県の焼き肉チェーン店でのユッケを原因とする腸管出血性大腸菌の食中毒が起こった。この事件では，加工センターでの集中調理品が多くの店舗に配送されたため，多数の患者を出す広域集団食中毒となり，患者181名，死者5名を記録した。最初の患者は急激な経過で脳症を発症し，容態が急変し死亡した。腸管出血性大腸菌感染症の発症後期に溶血性尿毒症症候群（HUS）を発症することが知られていたが，この事件のように脳症を発症するとさらに深刻な状況を招くことが示された。日本は，もともと魚介類を刺身として生食する習慣があり，生食に対する抵抗感が薄い。また，近年では，調理過程での衛生状態が向上したことから，ウシやニワトリの肉やレバーなどの生食の機会が増えたことも惨事を生み出した原因と思われる。本来，肉の生食には調理過程での細心の注意が必要だったのである。その後，食品衛生法が改正され，牛肉生食の規格基準設定と牛レバー生食が禁止された。しかし，法律で禁止されていないからとブタレバーの刺身を提供する飲食店が出現したため，ブタ肉およびブタレバーの生食用の販売も法律で禁止された。これら一連の事件から，肉の生食の危険性やブタ肉は生で食べてはいけないという昔からの知恵が，多くの食品事業者や消費者に継承されていなかったことが明らかになった。

3. ブタ肉の生食の危険性

　ブタ肉やブタレバー等はなぜ生食してはいけないのか。それは，ブタに潜む可能性のある病原体が通常の食中毒（下痢やおう吐）だけでなく，命に関わるような重大事案を引き起こすからである。表13-2にその病原体を列挙した。この中には第10章で解説したカンピロバクター，

第 13 章　生物学的病因Ⅳ（社会的要因）　| **247**

表 13 － 2　ブタに潜む主な病原体とそれらによる疾病や症状

病原体	疾病または症状
カンピロバクター	胃腸炎（おう吐，下痢），ギランバレー症候群
サルモネラ	血清型 Typhimurium などによる胃腸炎（おう吐，下痢），血清型 Choleraesuis による敗血症
豚レンサ球菌	髄膜炎（難聴を伴う），心内膜炎，敗血症，劇症型感染症
リステリア	脳炎，髄膜炎，心内膜炎，腹膜炎，骨髄炎，化膿性関節炎，胆嚢炎，胎児感染による早産・死産
豚丹毒菌	類丹毒症（局所の蜂窩織炎やリンパ節炎），敗血症
レプトスピラ	敗血症（頭痛，筋肉痛，悪寒，発熱など），髄膜炎，視神経炎，末梢神経障害，黄疸，貧血，意識障害など
E 型肝炎ウイルス	肝炎（劇症肝炎では致死率は高い）
トキソプラズマ	流産，死産，胎児性トキソプラズマ症（眼や脳の障害）
有鉤条虫	嚢虫症（脳障害，失明，脊髄障害など）
アジア条虫	有鉤条虫とほぼ同様な嚢虫症
トリヒナ	トリヒナ症（筋肉痛，浮腫，腹痛，下痢）

サルモネラもあるが，このうちブタに潜むサルモネラの血清型 Choleraesuis は，下痢よりも敗血症を起こす可能性が高い。豚レンサ球菌（*Streptococcus suis*）は，健康なブタの多くが保有しており，ヒトがこれに感染すると，髄膜炎を起こし，症状が進むと聴覚を失うこともあり，さらに，心内膜炎，敗血症や致死率の高い劇症型感染症も起こす。リステリア（*Listeria monocytogenes*）は，脳炎や髄膜炎を起こすほか，心内膜炎，腹膜炎，骨髄炎などで母体から胎児へ感染が広がり，流産を起こすこともある。豚丹毒菌（*Erysipelothrix rhusiopathiae*）は，類丹毒と呼ばれる局所の蜂窩織炎（類丹毒）や敗血症を起こす。レプトスピラも，健康なブタの 2 割程度から検出され，黄疸，貧血，敗血症を起こ

す。E型肝炎ウイルスは，飼育されているブタのほぼ100%が感染している。ヒトが感染した場合，多くは無症状か軽い肝炎ですむが，妊娠している女性が感染し，劇症型肝炎を発症して死亡した症例がある。トキソプラズマ，有鉤条虫の怖さについては第12章で解説した。トリヒナは，日本で飼育されたブタから検出されたことはないが，その危険性が最初に認識されたのは欧州でのブタ肉の生食である。

　これらの病原体が，ブタ肉やブタレバーに潜み，あるいは，その加工過程で食肉や他の食材を汚染し，食中毒を引き起こす可能性がある。しかも，それらの多くが下痢やおう吐を主徴とする通常の食中毒でなく，命に関わるような重大事案を引き起こす。だから，ブタ肉やブタレバーを生食してはいけないのである。もちろん，これらの病原体がブタ肉に潜む可能性は，現代の日本では低いと考えられるが，ないとは言い切れず，万一感染した場合の病気の重大さを考えると，生食が危険なことは分かるであろう。ただし，これらの病原体は，加熱によって簡単に死滅させることができる。ブタ肉やブタレバーなども，加熱すれば何ら問題ないということも忘れてはならない。

4．ジビエに潜む病原体

　ジビエとは，狩猟で得た天然の野生鳥獣の食肉を意味するフランス語で，ヨーロッパでは貴族の伝統料理として古くから発展してきた食文化である。もともとは，自分の領地で狩猟ができるような上流階級の貴族のための高級食材であった。日本では，昔から，山野でシカやイノシシ等の野生動物を捕獲して食べていた。一方で，飛鳥時代675年の肉食禁止令，仏教の教えや江戸時代の生類憐れみの令など，野生鳥獣肉を食べてはいけないという社会事情があった。これとは別に，明治以降の西欧文化の導入に伴って，家畜としてウシやブタを飼育するようになって，

野生鳥獣肉を食べる機会がさらに減った。そして現代になり，それがジビエ料理として再び復活している。その背景には，野生鳥獣の個体数の増加がある。増加した原因は，野犬や犬の放し飼いの減少，里山での耕作放棄地の増加により野生動物が身を隠す場所が増加したこと，増加した野生動物が人里で栄養価の高い残飯などを食べ生息地を拡大したこと，狩猟者（ハンター）数の減少，禁漁区の増加など，多くの複合的要因が積み重なった結果と考えられている。その結果，農作物，スギ・ヒノキの樹皮，高山植物の食害など農林業被害や自然環境破壊が進み，農林水産省の試算では，被害額が年間200億円以上にもなるほど大きな社会問題になっている。そして，有害な野生動物を駆除して，その肉をジビエとして消費しようという動きになった。

　これらの背景から，国や自治体は様々な対策を講じている。2014（平成26）年には，鳥獣保護管理法が改正され，野生動物は保護するものから管理するものへと対応が変わった。日本では，狩猟解禁期間は本来11月15日から2月15日だったが，多くの自治体がこれを延長している。また，イノシシ，シカ，クマ，キツネ，アライグマ，カラスなどを有害鳥獣と指定して，狩猟期間外の3月から11月を含めて一年中を駆除期間とし，自治体から許可を受けたり依頼されたりした機関が捕獲するようになった。その結果，ジビエとして消費できる野生鳥獣肉が以前よりも増加し，地域によっては大手のスーパーマーケットで常時購入できるところもある。厚生労働省は，「野生鳥獣肉の衛生管理に関するガイドライン（2014年公表，2018年・2020年・2023年一部改正）」を，また，現場の実態に即した「自動車で野生鳥獣を解体する食肉処理業の施設基準ガイドライン（平成30年）」を公表し，野生鳥獣を食肉に加工する際の注意点をまとめた写真付きのカラーアトラス解説書（https://www.mhlw.go.jp/file/06-Seisakujouhou-11130500-Shokuhinanzenbu/bessi.

pdf）を発行した。これらを基に各自治体は野生鳥獣肉に関する衛生管理マニュアルの策定や，地域振興を目的としてウェブページやポスターなどでジビエ消費を推奨している。さらに関連事業者が立ち上げた一般社団法人日本ジビエ振興協会（http://www.gibier.or.jp/）には，多くの事業者や自治体が会員として加わり，食肉処理施設や食肉加工施設に認証制度を導入して，衛生的な動物の解体と食肉への加工処理を推進し，その適切な消費を促している。

　このようにその普及が高まるジビエであるが，食の安全の面から注意すべきことがある。まず，飼育された家畜は，動物舎あるいは柵で囲われた農場内で，人間が安全な飼料のみを与えて飼育している。また，食肉に加工する段階において，ウシ，ブタなどの家畜は食肉衛生検査所で，ニワトリ，アヒルなどの家禽は食鳥処理場で獣医師である検査員が目視や科学的検査を行って安全性を確認している。これに対して，野生動物は山野のどこで何を食べたのか分からない。また，シカ，イノシシ，キジなどの野生鳥獣に対しては獣医師による目視や科学的検査を義務付ける体制が整っていない。そのため，危険な病原体が野生鳥獣肉に潜んでいる可能性が，家畜に比べて高いと考えるべきである。外見的には健康な野生鳥獣でも，腸管出血性大腸菌，サルモネラなどの病原細菌，E型肝炎ウイルス，さらに様々な寄生虫を保有していることがある。近年報告されたジビエを原因とする感染症例を表13－3に示した。クマ肉，シカ肉，イノシシ肉と野ウサギの肉が原因となっているが，ほぼすべてが生または加熱不足のジビエ肉を原因としている。食べたヒトの数に比べて，発症したヒトの数が少ない事件が多いが，食べたヒトの中で誰が発症するかは分らず，これまで解説してきたようにかかった病気の重大さを考えると，安心などできない。ジビエ肉も，上述したブタ肉と同様に加熱すれば何ら問題はないが，生食は大変危険であり，絶対に避けな

表 13−3　日本におけるジビエが原因で発生した感染症

年	場所	原因食品	感染症	摂食者数	患者数	死者数
1971	青森県	ツキノワグマ肉の刺身	トリヒナ症	20	15	0
1979	北海道	エゾシカ肉の刺身	トリヒナ症	94	12	0
1981	三重県	冷凍ツキノワグマ肉の刺身	トリヒナ症	413	172	0
2000	大分県	シカ肉の琉球（注）	サルモネラ症	14	9	0
2001	大分県	シカ肉の刺身	腸管出血性大腸菌感染症	5	3	0
2003	兵庫県	冷凍生シカ肉	E型肝炎	7	4	0
2003	鳥取県	野生イノシシの生レバー	E型肝炎	2	2	1
2003	長崎県	イノシシのバーベキュー	E型肝炎	12	11	0
2005	福岡県	野生イノシシ肉	E型肝炎	11	1	0
2008	千葉県	野生ウサギ肉の調理	野兎病	−	1	0
2009	茨城県	シカの生肉	腸管出血性大腸菌感染症	11	1	0
2009	神奈川県	野生シカ肉（推定）	不明	15	5	0
2016	茨城県	クマ肉のロースト	トリヒナ症	31	21	0
2018	北海道	クマ肉のローストまたはカツ	トリヒナ症	4	3	0
2019	北海道	エゾシカ肉のロースト	トリヒナ症	8	6	0

（注）大分県の家庭料理で、ブリやサバなどの刺身をしょうゆ、ショウガ、ゴマを入れた漬け汁に浸し、しばらく置いたもの。
（出所）「厚生労働省資料」（https://www.mhlw.go.jp/stf/seisakunitsuite/bunya/kenkou_iryou/shokuhin/shokuchu/01_0002l.html）、「食品安全委員会資料」（https://www.fsc.go.jp/sonota/factsheets/140805_gibier.pdf）及びウェブ上のニュースをとりまとめた

ければいけない。

5. キノコの生食

　いつの頃からか，薄くスライスされた白いマッシュルームを，サラダなどで生のまま食べる料理を見ることが多くなった。ネット上の情報には，新鮮で汚れのない白いマッシュルームは生食可能であると記載されている。国産の新鮮なマッシュルームは，スーパーマーケットなど小売店でも手に入るようになり，家庭でも生で食べることが多くなっているようである。新鮮なうちに生で食べることが，風味も良く栄養価も高いと思われているのだろうか。その影響かと思われるが，もともとは生食の習慣がないシイタケ，エノキダケやシメジなど食用キノコを生食する料理レシピを見かけるようになった。第11章でも述べたが，食用キノコといえども，生食や過度な食べ過ぎは危険である。たとえば，シイタケを生焼けで食べた結果，1〜4日後に体から手足にかけて赤い発疹が出るシイタケ皮膚炎を起こすことがある。生のエノキダケに含まれるフラムトキシンによって貧血や中毒を起こすこともある。シメジやナメコを生で食べて下痢，腹痛，吐き気，おう吐など食中毒を起こすことがある。キノコの毒性物質に対する感受性はヒトによって大きく異なり，白いマッシュルームの生食でお腹を壊すヒトもいる。

　一方，調理に際して，キノコを洗う必要があるかという疑問がある。洗うと水っぽくなったり，風味が落ちたり，水様性ビタミンが流れ出てしまうなど，悪い効果が多く，洗わない方が良いとされている。汚れ，泥や虫，栽培に使った菌床のクズなどが付着していたら，濡らした布巾やペーパータオルなどで拭き取れば調理に使える。これも，キノコは加熱して食べるのが原則だからである。それでも取れない細かい汚れなどが気になる場合や，高齢者，妊娠している女性などリスクの高い人に限っ

ては，洗うことをお勧めする。

6. 薬剤耐性菌

　細菌は抗菌薬に対してもともとは感受性だが，突然変異，または，他の細菌から遺伝子を獲得することによって薬剤耐性菌になる。これらの事象は，抗菌薬が存在するか否かに関係なく，一定の確率で起こっている。そして，そこに抗菌薬が投入されると，感受性菌は淘汰され，耐性菌のみが生き残る。これまで，医療，獣医畜産分野，水産，農作物生産など様々な分野で抗菌薬が使われ，多種類の抗菌薬に耐性となった多剤耐性菌が選択され，様々な問題を引き起こしている。耐性菌というだけでは，健常者には何の心配もないが，何らかの基礎疾患や手術後で身体の抵抗力が低下しているヒトに，多剤耐性化した常在菌が敗血症，肺炎などの院内感染を起こすと治療は難しい。また，他の疾患の治療目的で使用した抗菌薬により薬剤に感受性の多くの常在菌が死滅し，一部の耐性菌のみが増殖した結果，腸炎などの菌交代症を起こす。さらに，結核菌に代表される難治性疾患の強毒病原体が多剤耐性化すると，治療できず深刻な結果をもたらす。薬剤耐性菌による感染症の死者数は年々増加しており，国連の世界保健機関（WHO；World Health Organization）は，2050 年にはそれが年間 1,000 万人に達すると警告を発した。

　一般に腸内の常在菌は乳幼児の頃に定着するが，大人になって摂取した細菌は容易に腸内に定着しないと考えられている。したがって，薬剤耐性菌をサラダなど生食品と共に摂取しても，それがそのまま腸内の常在菌になるとは考えにくい。また，加熱食品であれば，通常の細菌は死滅する。そのため，食品が薬剤耐性病原体に汚染されている場合を除き，単に薬剤耐性菌というだけでは，その食品への混入は通常の健康人ならば直接の問題にはならない。それよりも，薬剤耐性菌が選択されるメカ

ニズムから考えると，食品と共に，あるいは医薬品として抗菌薬を服用することは薬剤耐性菌を生き残らせることに直結する。家畜の飼料添加物や疾病の治療に抗菌薬が使用されることがあるが，育成の最終段階には休薬期間が設けられており，食肉に抗菌薬が残留しない仕組みになっている。一方，第10章で解説したように，抗菌薬はウイルスには効果がない。すなわち，ウイルスで起こる風邪に対して抗菌薬を服用することは，意味がないだけでなく，薬剤耐性菌を選択する逆効果と考えるべきである。そうして生き残った耐性菌の遺伝子が，やがては病原細菌に乗り移り，健常人にまでも危険が及ぶことになる。用心すべき敵は食品中の薬剤耐性菌ではなく，必要のないときに服用する抗菌薬である。

7. 牛海綿状脳症（BSE）

数年を超える長い潜伏期の後，徐々に進行し，致死的経過をとる中枢神経系疾患であるヒツジのスクレイピーが，古くから知られていた。また，同様なヒトの中枢神経系疾患クロイツフェルトヤコブ病（CJD）も，高齢者が発症する疾病として知られていた。1985年，イギリスで歩行困難な高齢のウシに，スクレイピーと類似する疾病が発生し，これを牛海綿状脳症（BSE）と命名した。イギリスでは，調査の結果，ウシにウシの内臓や骨粉（肉骨粉）を与えたことが原因であると推定し，1988年にはウシに肉骨粉を与えることを禁止した。さらに1989年には，予防措置として脳など特定臓器，1992年には機械的に回収した頭部の肉を食用にすることも禁止した。しかし，数年という長い潜伏期を示すBSEは，肉骨粉の使用禁止後も発生が続き，1992年には年間3,700頭ものBSEが発生した。それまで，スクレイピーは他の動物に伝染しなかったことから，BSEもウシ固有の疾病と思われていた。しかし，1993年に15歳の少女がCJDと同様の症状を示し，その後の疫学調査で，

これと BSE との関連性が認められた。そこで 1996 年英国政府は，若齢のヒトも罹る CJD を変異型 CJD（vCJD）と呼び，これが BSE のウシの肉を食べたことが原因であると公表した。このとき，イギリスでは，30 か月齢を超すウシの食用を禁止し，該当するウシ 440 万頭を殺処分した。

　当初は，スクレイピーに感染したヒツジの肉骨粉をウシの飼料に混ぜたためウシが感染し，それを摂取したヒトに伝染したと解釈された。しかし，その後の研究で，発生源はウシに起きた何らかの変異であるとされている。BSE の原因物質は発症動物の神経組織に存在する分子量 3 万の感染性タンパク質で，細菌やウイルスではない新たな病原体としてプリオンと名付けられた。プリオンは，本来，正常な脳や神経組織にも存在する。しかし，BSE に感染したウシの異常プリオンを含む肉骨粉を生後半年以内のウシが食べると感染し，感染から発症まで約 5 年の潜伏期の後，体内にもともとあった正常プリオンも異常プリオンに変化して BSE を発症する（図 13 - 1）。本来草食動物であるウシを早く太らせるために，動物性タンパク質として肉骨粉を添加した飼料を使った近代的飼育法の導入に伴って出現した疾病である。異常プリオンは，脳，脊髄，眼球，扁桃，脾臓，腸間膜リンパ節などの特定危険部位に蓄積しやすいことが分っており，それらの部位やその部位に触れて汚染された肉や内臓を食べることでヒトが感染し，5 年を超える長い潜伏期の後にvCJD を発症する。BSE と vCJD の対策には，まずは，ウシに肉骨粉を与えないこと，さらに，異常プリオンが蓄積しやすい特定危険部位を完全に除去して食用部位に混ざることのないようすることである。また，異常プリオンは，通常の高圧滅菌や紫外線滅菌，アルコールやフェノールなどの消毒薬に耐性で，発症牛や除去された特定危険部位は焼却処分される。ヒトの vCJD は，全世界で 228 例の患者が確認されたが，この

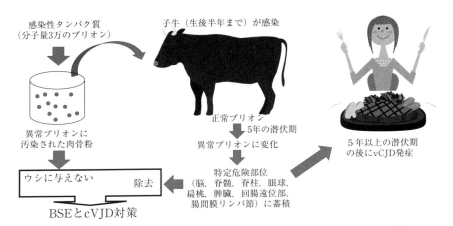

図 13－1 牛海綿状脳症 (BSE) とヒトの変異型クロイツフェルトヤコブ病 (vCJD) 発症の原因と発生防止の対策

うち 176 例が英国である．日本では，2005 年に 1 例の vCJD の患者が確認されたが，この患者は 1989 年にイギリスなどに 1 か月滞在した経歴があり，そこで感染したと推定されている．

　ヨーロッパ連合 (EU) では，1994 年に肉骨粉の使用が禁止されたが，実際にはそれが十分守られず，その後も，フランス，ドイツ，アイルランドなど EU 諸国やスイスで BSE が発生した．その結果，2000 年に特定危険部位の食用が禁止された．日本では，1996 年に肉骨粉の使用が禁止されたが，同様に十分守られず，2001 年 9 月に最初の BSE が見つかり，最後となった 2009 年 1 月の 36 頭目まで続いた．最初の発生の時に，特定危険部位の食用が禁止され，異常プリオンと正常プリオンを免疫化学的に識別できる診断法が実用化したことから，健康牛も含め全頭の検査を実施することになった．その後，日本での発生が減少するにつれ検査条件が緩和され，2005 年には 21 か月齢超のウシが対象となった．さらに，すべての症例中，最後に生まれた牛の誕生月 2002 年 1 月から

11 年後の 2013 年 1 月をもって BSE のリスクが無視できる国の要件を満たしたことから，同年 4 月には 30 か月齢超に緩和された。また，同年 5 月には動物の感染症を管理する国際獣疫事務局（WOAH または OIE；World Organization for Animal Health）から無視できるリスクの国と認定され，7 月には検査対象が 48 か月齢超に緩和され，2017 年以降は健康牛に対する BSE 検査が廃止された。このように現在の日本では，肉骨粉を原因とした BSE に感染する可能性は消えた。

8.　生物学的病因による食中毒から身を守るには

　第 10 章で述べたように，食品が腐っているかどうかと，食中毒になるかどうかに直接の関連はない。少ない数でも病原微生物がいれば食中毒は発生する。すなわち，「腐ってなくても食中毒」になるのである。また，カンピロバクター，サルモネラ，腸管出血性大腸菌などは，もともと動物の腸管内に存在するものが，食肉の加工工程でレバーなど内臓から肉を汚染する。市販の鶏肉の多くがカンピロバクターに汚染されているという成績もあるが，牛肉やブタ肉ではサルモネラなどに汚染されている確率は非常に低い。しかし，細菌は 0.5 〜 1μm という微小な大きさで肉眼では見えない。ではどうしたらいいか？　それは，「生肉，菌が付いている」と思って扱うことである。では，どう扱ったらいいのか？　それには，食中毒防止の 3 原則「つかない，増やさない，やっつける」を守ることである。まずは，病原細菌が付いているかもしれない食材を，これから口に入れるものと接触させないこと。病原細菌が付いているかもしれない生肉は，菜箸やトングなどで扱い，それを食器，箸，スプーン，フォークなどに付けない。手に切り傷やささくれがあったら黄色ブドウ球菌が増えているかもしれないので，素手でおにぎりを握らず，食品にも触れないこと。そうして調理した食品は細菌が増えないう

ちに，すぐに食べる。すぐに食べることができない場合には，細菌が増殖できない低い温度に素早く冷却し，冷蔵か冷凍して保存する。カレーなどの煮込み料理にウエルシュ菌が混入していると，加熱をやめて温度が下がると細菌の増殖が始まる。それを素早く冷却するには，小さな容器に少量ずつ分けるとか，冷たい水で濡らした布巾などで鍋を包んで冷ましてから冷蔵することが有効である。また，細菌をやっつけるためには，煮る，焼く，蒸す，揚げるなどの加熱が簡便である。しかし，芽胞を形成するウエルシュ菌，ボツリヌス菌，セレウス菌や耐熱性の黄色ブドウ球菌毒素には，通常の加熱では効果がない。すなわち，「やっつけられない菌もいる」ことも覚えておこう。最後に注意すべきは，健康な無症状保菌者の存在である。感染症法により，腸管出血性大腸菌に関しては，食中毒ではないものも含めた感染者の統計値を国立感染症研究所が毎年報告しているが，その中には無視できない数の無症状保菌者がいることが分かっている。それら無症状保菌者が悪意なく食材の加工，調理，運搬などに関わると，食品を汚染する可能性がある。したがって，「知らぬ間私も感染源」とならないよう，調理等食品に触れる前後には，手洗い，器具の洗浄を欠かさず，体調が悪いときは調理しない，マスクや使い捨て手袋を着用するなどの注意が必要である。

学習課題

　日常生活の中で，自身でもできる食中毒にならないための対策を，食品を調理する，食品を食べる，および，食品を保存するに分けて考えてみましょう。

参考文献

1. 日本食品衛生学会『食品安全の事典〔新装版〕』（朝倉書店，2022 年）
2. 日本食品衛生協会『食品衛生検査指針　微生物編〔改訂第 2 版〕』（日本食品衛生協会，2018 年）
3. 神谷　茂，錫谷達夫，松本哲哉『標準微生物学〔第 14 版〕』（医学書院，2022 年）
4. 板垣　匡，藤﨑幸藏 編著『動物寄生虫病学〔四訂版〕』（朝倉書店，2019 年）

14 | 食の安全問題の展開

中嶋康博

《 学習のポイント 》 食の安全問題を解決するには，その背景にある経済的課題を十分に理解していなければならない。食には食品由来病害を超えた様々な安全問題があり，人々が重視する事項は社会・経済の発展によって大きく変化してきた。それらの問題にはリスクトレードオフという構造が存在している。違反や手抜きなどを原因とする安全問題は，まさに経済的動機が引き金になって発生するもので，市場経済が持つ構造的要因がそこに存在している。以上の観点から食と経済の関係を学ぶ。
《 キーワード 》 食品安全保障，フードシステム，食品偽装，食の信頼，リスクトレードオフ

1. 食の経済

　食の安全は，「食べる」という個々人にとっての能動的な行為があってはじめて問題となる。日常の中で「食べる」行為は，意識的か無意識的かどうかは別にして，すぐれて経済的な思考過程を経て決められている。このようなことからも，食の安全問題は，経済的な観点から様々考察してみる必要がある。

　私達は生活をする上で多くの安全問題に直面するが，その中でも食の安全に対してとりわけ特別な関心を持っている。あたかも「空気」のように当たり前に何も意識しなくても保障されていること，それが私達の求める食の安全であろう。言い換えるならば，タダで安全を保障しても

らいたい，もしくは保障してもらうべきと感じているということになる。

　たとえば自動車はとてもリスクが高いが，ほとんどの人はそれを承知の上で生活に欠かせないものとして利用している。免許が必要な上にルールを遵守した慎重な運転が常に求められる。自動車は個人に相当なストレスをもたらし，社会に大きなコストを負担させている。しかし人々は，嫌々ながらかもしれないが，その利便性のゆえに，自動車に関わるリスクとコストを受け入れているのである。実は，食についても程度は大きく異なるが，同じようにリスクとコストを受け入れている。

　食にも多くのリスクがあり，どこかで取り除かなければならない。たとえば食中毒。食べる前に見極めて，リスクを避けるように心がけることは重要である。しかし，人々が食べるときに安全かどうか詳しくチェックすることは日常生活ではまれである。多くの人は，食品を注意深く吟味する努力は，美味しいものや珍しいものを選ぶときだけにしたいと考えている。そのためにリスクの除去は食品産業にその対応を期待することになる。そして，食品に支払っている金額には，安全を確保する代金も含まれていると解釈しているのである。

　安全を実現するための制度や仕組みは，食品経済の展開の中で高度に発展してきた。食の安全問題の内容と程度は，いずれにしても経済と社会のあり方によって大きく変化してきたし，うまく対処できるかどうかも経済と社会の仕組みが決定的だったと言えるだろう。その展開過程について以下で確認していくことにしよう。

2.　食料安全保障と食品安全

　生きるため，食は絶対に欠かせない。したがって飢餓に直面するような窮地に陥った場合，衛生状態などを二の次にして，とにかく食べ物を確保しようとする。そのような人々の弱みに付け込んで不正規な利益を

求めようとする悪意が，そもそも食べられないようなものまでを売ったりすることになる。そのような出来事は，日本でも戦争直後の混乱期に観察されたが，19世紀の英国などでも，経済が成熟していく中での根本的な食料不足を背景にして，今からすると驚くような食品偽装が横行していた。

このような違法な行為をただすために，日本では食品衛生法や農林物資規格法が制定されて，劣悪な食品を取り締まることになった。ただし，このような望ましくない状態が一掃されたのは，食料の安定供給が達成されたことが背景にあるということも知っておくべきである。戦後復興の時代に農業生産の増大に努めたこと，海外からの輸入が拡大したことが，正常な食料供給の基盤を築き，そして食の安全問題も解決した。食料が安定的に供給され，食品安全が向上することによって，食料安全保障（food security）が確保されることになる。

3. 社会の発展と食品安全の課題

終戦直後の食料問題を解決した後，日本の食料をめぐる状況は大きく変化していった（図14−1）。戦後のベビーブームを経て1960年には9,430万人になっていた日本の人口は，その後も10年ごとに1千万人以上増加し続け，人口成長が止まった2010年頃には1億2,800万人となった。約半世紀の間に35%以上増加したことになる。また国民1人・1日当たりの供給熱量は，同時期に2,291kcalから2,447kcalへ上昇した（農林水産省「食料需給表」），その結果，非常に大量の食料を消費するようになったのである。

国民1人・1日当たりの供給熱量に人口を乗じて求めた総供給熱量の値でその変化を見ると，1960年には国内で食料によって1日に供給されていた総熱量は214兆カロリーであったが，2020年には286兆カロ

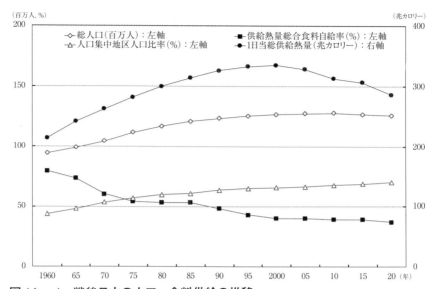

図 14－1　戦後日本の人口・食料供給の推移
（出所）総務省「国勢調査」，農林水産省「食料需給表」

リーになっている．それは近年低下した結果であり，2000 年には 336 兆カロリーを必要としていた．このように国全体で必要とする食料は伸びていたので，潜在的な食料不足の危機がないわけではなかったが，穀物を中心に食料輸入を順調に増やすことができたため，その後，この問題は顕在化しなかった．

　この期間に，経済は成長し産業構造も変化して，都市に人口が集中するようになる．人口集中地域での人口比率は，1960 年には 44% であったが，2020 年には 70% になっている．その結果，農産物や食品の生産・流通・消費のあり方が大きく変わっていった．都市近郊の農地は工業・商業・住宅用地に転用されて農業は撤退し，農産物も畜産物も遠隔地に産地が形成されるようになる．

その後，国民はますます豊かになり，都市ではさらに贅沢で多様な食事をするようになっていく。それが可能となったのは，国内生産の振興があっただけでなく，海外からの青果物，肉・魚介類等の輸入を増やしたからである。1980年代から90年代にかけて円高と貿易自由化が進み，輸入はますます増加することになった。その結果，食料自給率（供給熱量ベース）は79%（1960年）から37%（2020年）まで低下することになった。

このような展開過程を経て，日本の食は，国内，海外を問わず遠くから運ばれてきた多くの農畜水産物によって支えられることになる。その結果，いわゆる「農と食の距離」が拡大することになった。

4. フードシステムの高度化と安全対策

食事スタイルは，食の外部化が進み質的な変化を遂げた。家庭での調理の程度も頻度も減った。「家計調査」（総務省）で2人以上世帯員のいる世帯の食料消費を観察すると，穀類と生鮮品の支出割合が1965年には58%であったのが，2020年には37%にまで減少している。その分増えたのは加工食品と外食である。今やレトルトや冷凍食品，惣菜や弁当などがごく当たり前のように利用されるようになり，それらが家庭での調理を補完している。

このような食のスタイルは，フードチェーン（食料の生産から消費までの過程）の途中での様々な食品事業者による分業によって支えられている。その分業は「加工」（原料処理・半加工・製品製造）のビジネスネットワークの発展と，近代的な冷凍冷蔵技術や輸送体系の整備によって実現している。食品加工業，食品流通業，そして外食産業などでの様々な食品事業者が，連携しながら豊かな食を支えている。そのような食に関連する産業の構造をフードシステムと呼ぶ。戦後の食生活の発展は，フー

ドシステムの高度化によって実現したのである。

　食品の向かう先は量販店や外食チェーン店である。そこでは大量生産・加工・流通・販売が基本であり，規模の経済がそれらのシステムを支えていて，より安い食品の供給を実現している。日本では，1990年代以降の経済のデフレ化もあって，さらに安いコストで安定して大量製造しなければならなかった。たとえ地方の企業であっても，できるだけ安価な原料を調達するために，必ずしも地元の国産品だけを利用するわけではなく，輸入原材料に頼っているのが実態である。そして利用する原材料は，人件費の安い海外で既に下処理されている場合も多い。

　食品の安全管理面からすると，加工ポイントで病原性微生物などのハザード（危害要因）の汚染が最も起こりやすく，慎重に管理しなければならない。しかしその地点が海外にあるならば監視は困難である。また加工作業が分業化されて，複数の業者が関わるなどして管理が不十分な場合も多い。

　農と食の「距離」が長くなればなるほど，商品販売の「すそ野」が広くなっていく。地方の中小食品企業の製品であっても，ごく当たり前のように全国津々浦々まで販売されている。したがってハザードが製品に混入したら，リスクは一気に全国に拡散する。今やあらゆる食品分野で大量生産・広域販売を前提にしたリスク管理のシステムが必要である。

　国際的な取引が増えていく中で，商品の品質保証のための取引制度，集荷分荷・選別・流通に関わるロジスティックス（物流機構）においてさらなる高度化が求められている。そして世界各地で大量生産，大量輸送するためにシステムの標準化が必要とされている。

　この問題は国内の農産物生産においても状況は同じである。産地は遠隔化，大型化していて，大量の生産物を全国様々なところへ販売している。したがって，重大なリスクが発生することがないように，またリス

クが見過ごされることがないようにするための総合的な対策の確立が求められている。

5. 食品の高機能化と安全審査

昨今の消費者の意向を受けて，食品事業者はより安い商品を提供していかなければならず，価格競争に苦心する企業も少なくない。このような価格競争の状態を脱するため，各企業は商品の多様化や差別化を進めて，競争相手とは違う品質を持つ商品を新たに開発し，価格によらない競争への転換を目指している。

そのための新しい原材料，新規物質，新技術の研究と適用が活発に行われるようになった。そこでは，遺伝子組換え技術，ゲノム編集技術やクローン技術などの利用も検討されている。それらには，食料増産，品質改良，新製品開発のためのものもあれば，食のリスクに対処するためのものもある。ただ，新しい技術や物質は，いつの時代も社会的な懸念を引き起こす。社会的に有用なものであると分かっていても，付加的なリスクを発生させる懸念があるならば，開発された技術や物質のすべてが利用できるわけではない。そのための安全審査には，長い年月と多額の費用がかかっている。

これまで食の経験のない原材料や物質が利用された食品のことを新規食品（novel food）と言うが，一般に生産・販売される前には，様々な検証を受けなければならないのである。健康維持の機能性を強化した食品は新規食品である場合が多いが，今後ますますそのマーケットは拡大していくだろう。そのためには機能性と同時に安全性も検証していかなければならない。

6. 食品偽装と食の信頼

　商品の多様化や差別化の動きの裏側には，偽装を狙う違法な行為が潜んでいる。先に指摘した通り，食品が足りない時代に食品偽装が横行したが，しかし世の中に食品あり余っている時代になってもそれはなくならない。たとえば日本では，2007 年から 2008 年にかけて数多くの食品偽装や食品事故が報道された（表 14 － 1）。

　食品偽装がいつまでも存在するのは，差別化戦略によって市場が小さなものに制限されて，人工的に不足状況が作られるからである。差別化戦略のために対象となる商品の値段がつり上げられるので，その利益を

表 14 － 1　2007 ～ 08 年における食品事件・事故の代表的事例

2007 年 1 月	大手洋菓子業者による期限切れ原料使用
2007 年 8 月	北海道菓子業者による賞味期限改ざん
2007 年 10 月	三重県和菓子業者による消費期限改ざん等
2007 年 10 月	愛知県食肉加工業者によるブランド畜肉偽装
2007 年 10 月	秋田県食肉加工業者によるブランド畜肉偽装
2007 年 11 月	有名老舗料亭による産地偽装等
2008 年 1 月	輸入冷凍ギョウザへの農薬混入
2008 年 6 月	岐阜県食肉加工業者によるブランド畜肉偽装
2008 年 6 月	大阪府水産物販売業者による産地偽装
2008 年 6 月	兵庫県・徳島県水産物卸売業者によるウナギ産地偽装
2008 年 9 月	事故米不正転売事件
2008 年 12 月	愛知県農産物販売業者によるタケノコ産地偽装

狙って偽装された商品が市場に流れ込んでくる。これは市場活動自身の性質に由来し，本質的に抑制することのできない構造上の欠陥である。

偽装の横行は市場への信頼を失墜させる。2007 〜 08 年に集中的に発生した食品偽装事件によって，食品業界への信頼は大きく損なわれたと言われている。それを厳正に取り締まれなければ，人々は安心して商品を購入できなくなる。この市場の影の部分は，市場そのものを押し潰してしまうかもしれないのである。

そもそもこれは情報の不完全性が引き起こす「市場の失敗」と呼ばれる現象である。品質に関する正確な情報を消費者に認知してもらうことが，究極的に行うべき対策である。

これまでも，表示政策の徹底と，品質保証と結びついた認証制度の利用などが取り組まれてきた。しかしどんなに新しい制度を用意しても，網の目をくぐる意図的な食品偽装が繰り返されてきた。これを発見するには，高度な科学的検査と社会的検証を組み合わせて取り締まるしかないのが実情なのである。農畜水産物の原産地を特定するための科学的検査としては，PCR 法による遺伝子解析，放射性同位元素検査，質量分析装置による無機元素組成の測定などの技術が開発されている。また社会的検証の手段として，認証制度やトレーサビリティ制度が導入されている。

7. リスクトレードオフ

以上，社会や経済の変容，そして消費者の認識の変化に合わせて日本の食をめぐるリスクがどのように推移してきたかを確認した。ここであらためて，全体を整理しよう。

日本の戦後の食のリスクへの懸念事項は大きく次の四つに区分される。それらの関係や程度は変化しながら推移している。

Ⅰ	絶対的食料不足	1940 ～ 50 年代
Ⅱ	相対的食料不足	1950 ～ 70 年代
Ⅲ	食品由来病害	1940 年代～現在
Ⅳ	新技術・疾病の被害	1970 年代あたり～現在

　第1に，飢餓を引き起こすかもしれない絶対的食料不足が懸念された。既に触れたように，戦後すぐの頃は深刻な食料不足が大問題だったが，食料の増産と輸入拡大によって 1950 年代にはほぼ解決された。

　第2に，栄養不足の原因となる相対的食料不足が懸念された。食料が量的に確保された後も，不足する栄養素への懸念があり，質的向上面でまだ課題があった。その後，多様な食品が豊富に供給されて，1970 年代には解決された。

　第3に，病原性微生物や毒性のある化学物質による食品由来病害が懸念された。食料不足が深刻な 1940 年代から現在まで続いている。既に指摘したように，当初は意図的な劣悪な食品の供給が，その後は食品の大量生産・流通や輸入品などの多様な食品の提供が，それらリスクを引き起こすこととなった。

　第4に，新規に開発された技術や物質等を利用することへの懸念である。私達を悩ませる課題を解決するために開発された科学技術に潜む，まだ明らかにされていないリスクに対して，人々は不安を感じることがある。古くは農薬や保存料，近年では遺伝子組換えやゲノム編集技術などに対して，慎重な態度をとる人は多い。

　そもそもこれらの技術や物質が開発されたのは，病害虫がもたらす農産物被害によって食料不足（Ⅰ）が起こらないようにしたり，病原性微生物による食中毒（Ⅲ）を押さえ込んだりするためであった。あるハザードから引き起こされるリスクを抑えるために利用されたものが，新たなリスクを生み出すハザードにならないかと懸念されている。このように

食のリスクやその原因（ハザード）は相互に関係しており，その状態のことをリスクトレードオフが存在していると言う。

　リスク対策の要諦は，リスク全体をどのように制御するかにある。深刻なAのリスクを制圧するために，わずかなBのリスクを受け入れるかどうかは，社会的に判断を下すべきことであろう。そのためにリスクは常に相対化して認識しなければならないが，しかしながらときに特定のリスクだけ取り出して議論しがちで，結論が出せないままになることも多い。

8.　リスク認知とリスクコミュニケーション

　一般に指摘されるように，リスク認知上の問題として消費者はリスクトレードオフを受け入れることが難しく，個別のリスクごとにそのレベルを判断し，最終的にゼロリスクを求めがちになってしまう。

　リスクトレードオフを見据えることができないのは，それぞれのリスクを数値的に把握できないことが原因なのか，それともそれらを総合的に評価するような視角を持てないことが原因なのかは，対象となるリスクによって異なる。

　社会心理学研究によれば，以下の因子は人々にリスクを過大に感じさせてしまうと言われている。
・恐ろしさ因子（制御不可能性，未来世代への影響，結果の非回復性，非自発性，致命性，不公平性）
・未知性因子（不可避性，科学的未解明性，新奇性，情報・体験談の入手困難性，晩発的影響）

　新しい技術や物質は，こういった要素を持つために，人々に受け入れられない傾向にある。リスクを過大視するようなリスク認知のバイアスが，科学技術の評価に影響を与える可能性が指摘されている。

そのほかのリスク認知のバイアスとして，リスクの頻度推定における
バイアス，すなわち深刻なリスクについては過小に評価しがちで，些細
なリスクは過大に評価しがちであることが明らかになっている。食品に
由来する健康被害の中には，科学的に見ると些細なリスクであるにもか
かわらず過大なおそれを抱き続けている場合がある。一方でリスクの高
い食中毒一般への意識が低過ぎるのではないかと言われているが，その
背景にはこのようなリスク認知バイアスが存在している。

　消費者が食をめぐるリスクを適切に認識することは重要である。リス
クへの対策を進めるには，何に重点を置くべきかの国民的コンセンサス
が必要だからである。それは政府による食品安全行政のあり方にも，食
品事業者による個々の食品安全管理のあり方にも大きな影響を与える。
既にリスクは些細なものになっているにもかかわらず，いつまでも過大
なおそれを抱き続けているために，余分な安全対策を続けることになら
ないか懸念されている。そこでの問題は，資金や資源の無駄遣いという
だけでなく，本来無視してはいけないリスクへ十分な対策ができなくな
るという意味で，国民的損失を招いているという認識を持つべきなので
ある。これも食の安全をめぐる経済的課題である。この課題を解決する
ために適切なリスクコミュニケーションを進めることが求められてい
る。

学習課題

　食をめぐるリスクを具体的にできるだけ数多くリストアップして，そ
れぞれがどのようなリスクトレードオフの関係にあるかを検討し，どれ
を最も重視すべきかについて考えてみましょう。

参考文献

1. 中嶋康博編『食の文化フォーラム 29 食の経済』（ドメス出版，2011 年）
2. 時子山ひろみ・荏開津典生・中嶋康博『フードシステムの経済学〔第 6 版〕』（医歯薬出版，2019 年）
3. ビー・ウィルソン，高儀進訳『食品偽装の歴史』（白水社，2009 年）
4. 新井ゆたか・中村啓一・神井弘之『食品偽装一起こさないためのケーススタディ』（ぎょうせい，2008 年）
5. 中西準子『食のリスク学　氾濫する「安全・安心」をよみとく視点』（日本評論社，2010 年）
6. ジョン・D. グラハム，ジョナサン・B. ウィーナー編，菅原努監訳『リスク対リスク　環境と健康のリスクを減らすために』（昭和堂，1998 年）
7. 日本リスク研究学会編『リスク学事典』（丸善出版，2019 年）

15 | 食の安全性確保に関する政策

中嶋康博

《 **学習のポイント** 》 様々な制度と社会的手段によって食の安全が確保されている。食品由来の健康被害を防止するための，生産から消費までをカバーする国内外の法制度，リスク分析に基づいた行政機関の規制や管理，食品事業者による衛生管理，検査，表示，回収などに関する手段について解説する。
《 **キーワード** 》 食品安全基本法，食品衛生法，WTO/SPS協定，BSE問題，トレーサビリティ，HACCP，GAP，認証制度

1．食品由来病害の対策

消費者が口にする食品は，どのような場合でも健康に悪影響のあるものであってはならない。たとえば病原性細菌の汚染や増殖は食品安全を脅かす代表的原因であるが，そのリスクを回避するため，汚染や増殖が起こる場所を適切に管理することが重要である。その場所とは，生産・加工・保管・輸送・販売・家庭内調理・家庭内保存など多岐にわたっている。それらのうち，どこを重点的に注意し管理しなければならないかは，最終的に消費者が摂取する食品の形状や食べ方に左右される。

食品の形状や食べ方という観点からすると，①家庭で調理して食べるコメ・生鮮品，②家庭で調理して食べる加工品，③家庭でそのまま食べる調理食品，④飲食店で食べる調理品の四つに区分できるが，それぞれのハザードの混入・増殖に対する脆弱性の内容や程度は大きく異なるので，実態にあわせて対策の重点を変えていかなければならない。

274

表15-1　家計における食料支出の項目別割合　　　　　　　（単位：%）

	米・生鮮品	加工品	調理食品	外食	その他	食料計
1965	53.2	21.2	5.1	6.6	13.8	100.0
1970	50.8	19.6	5.4	8.9	15.3	100.0
1975	47.1	20.9	6.5	10.2	15.2	100.0
1980	44.6	19.9	8.4	12.7	14.5	100.0
1985	42.5	19.8	9.2	14.1	14.4	100.0
1990	39.2	18.9	10.9	15.6	15.4	100.0
1995	36.7	19.1	12.4	16.2	15.6	100.0
2000	33.8	19.3	13.9	16.7	16.3	100.0
2005	32.2	19.0	15.0	16.7	17.1	100.0
2010	30.9	19.2	15.3	16.9	17.7	100.0
2015	30.4	19.3	16.0	16.7	17.5	100.0
2020	30.3	20.3	17.5	12.5	19.4	100.0

（注）2人以上世帯の数値。その他は菓子・飲料・酒類。調理食品にはパンも含める。
（出所）総務省「家計調査」

　表15-1の通り，私達の食事形態は時とともに大きく変容している。かつては①米・生鮮品が中心だったが，今では③調理食品や④外食の割合が高まっている。1965年には①が約半数で圧倒的な割合を占めていたが，2020年にはおよそ3割でしかない。その同じ期間に②は概ね2割程度を維持する一方で，③と④は確実に拡大している。なお，2020年に外食の割合が低下したのは，新型コロナウイルス感染症の拡大が影響した結果である。

第 15 章　食の安全性確保に関する政策　|　**275**

　食事の形態が①や②を中心にしていた時代は，原材料の鮮度・衛生度に加えて，家庭での調理方法や保存条件などの消費者本人による対応が安全管理上のポイントの一つだった。②の加工品については，大手メーカーのナショナルブランド品による大量生産品がますます増えており，非常に多くの人々が同じものを飲食するため，メーカーによる原材料・添加物に関する慎重な安全管理がより求められることになる。また容器包装の品質が加工品の安全性を左右することにも注意しなければならない。

　一方，③が拡大していくと，安全管理において食品事業者（弁当・惣菜メーカーやコンビニエンスストアなどの販売店）の責任がより重くなっていく。生鮮品的な調理食品が増えているので，冷蔵管理技術が重要になってきている。ただし，購入した後にどのような条件で保存して，どのくらい時間が経ってから食べるのかなど，やはり消費者の行動が安全を左右する場合がある。④については，消費者はその場ですぐに喫食するので，安全管理上の責任は完全に飲食店にある。

　いずれにしても安全性の確保の責任は，着実に食品事業者がますます多くを負うことになっている。

2.　安全対策の枠組み

　食品健康被害を起こさないための対策は，①事前対策としての衛生管理，②危険発見のための検査，③事故発生時の事後対策のための撤去と回収，④それを支援するためのトレーサビリティ，そして⑤消費者が自らを守るための情報提供のための表示，から構成されている。それらは，経済成長とともにフードシステムがローカルからナショナルなレベルへ展開し，そしてグローバルなレベルへ発展していく過程で必然的に進化しなければならなかった。

最新の科学技術の適用と経済のグローバル化との調和を念頭に置きながら，常に制度が見直されており，特に20世紀末を境に，次の三つの柱は政府と民間が相互に関与し合いながら大きな変貌を遂げた。

第1は食品安全をめぐる法制度と行政体制である。具体的な運用は，特定の事項に絞った垂直的なアプローチと全食品を対象とした水平的なアプローチとから構成される。国内では，フードチェーン全体を管理できるように食品安全基本法により法制度が再編された。また国際的な協調体制が WTO/SPS（世界貿易機関／衛生植物検疫措置）協定によって作り上げられている。グローバル経済にとって共通した安全制度を構築することは重要な課題であり，安全問題が貿易障壁の理由に利用されないための制度的基礎，それをサポートする国際機関（食品衛生：コーデックス委員会（Codex），動物衛生：国際獣疫事務局（WOAH），植物防疫：国際植物防疫条約（IPPC））が設立された。そして国内外の制度を貫く科学に碁づいたリスク分析（4.で後述）の枠組みが構築されたのである。

第2は品質保証体制である。大手企業を中心に品質保証体制は年々改善されている。国際的に原料調達，製品販売を展開する企業は，民間ベースで開発の進む国際認証制度の適用に積極的に取り組んでいる。安全管理に関する ISO（国際標準化機構）をはじめとする個々の認証制度を相互利用しながら，メタ認証制度を構築しようとする GFSI（Global Food Safety Initiative: 世界食品安全イニシアティブ）のような多国籍企業による国際的な取り組みも進められてきた。それらの発展を導いたのは，WTO/TBT（世界貿易機関／貿易の技術的障害）協定である。

第3は表示政策である。消費者の商品品質への関心の高まりを受けて，義務的表示制度の内容はより詳細になっている。適切な表示の実行は，製品の品質保証と表裏一体の課題である。栄養表示の充実が世界的に追

及されており，それは新たな科学技術を適用した機能性食品のマーケットの将来にも関わっている。また，表示上のもう一つの課題が，原産地の詳細な特定とフードチェーン（農業等による原料の生産から食品の消費までの一連の事業者による活動と農産物・食品の流通）を通じた事業者の追跡（トレーサビリティ）である。

3. 食品の安全管理と法制度

　リスクを法的にコントロールする拠り所は民法の不法行為法である。それによって損害の回復に必要な費用を加害者に負担させることができる。しかしこれはあくまで事後的な救済である。そもそも事故を起こさないようにしなければならないし，また事故が起きたならばそれ以上の被害の拡大を食い止めなければならない。そのために食品衛生法が1947年に制定されて，その後数次の改正を経て現在の安全管理体制に至っている。

　同法は，規格基準の設定（食品，食品添加物，器具・容器包装，洗浄剤，表示，施設，管理運営），許可・監視・検査（食品関係営業施設，輸入食品検疫），行政処分・罰則の枠組みを定めて，消費者が加工された食品等に由来するリスクにさらされないための事前的かつ事後的な対策を法的に定めている。

　たとえば食品の規格基準は，食品一般および特定の食品について，成分規格，使用基準，製造基準，加工基準，調理基準，保存基準が定められている。そのうち成分規格は，細菌，重金属，抗生物質，残留農薬，動物医薬品，放射性物質，組換えDNA，特定保健用食品などについての基準を定めている。また，許可・監視・検査に関しては，施設基準と管理運営基準，食品衛生監視員（保健所，検疫所），検査命令，臨検検査・収去についての定めがある。事業者はHACCP（Hazard Analysis and

Critical Control Point: 危害要因分析・重要管理点）に沿った衛生管理に取り組むこととされている（5. で後述）。

　このように加工された食品およびそれに関連する資材（添加物や容器包装等）の安全確保は食品衛生法の下で行われるわけだが，フードチェーンで見て加工食品よりも川上（原料の生産に近い分野）に位置する生産活動での案件ごとの安全の確保は，個別の法律で対応することになっている。それはたとえば農薬取締法，獣医師法，肥料取締法，植物防疫法，家畜伝染病予防法，水産資源保護法，飼料の安全性の確保及び品質の改善に関する法律，と畜場法などである。

　これらの規制を実効あるものにするのが，違反者への刑罰である。違反行為に対する懲役・罰金をおそれる事業者により積極的な予防へ取り組ませて，安全対策を促進する効果を狙っている。ビジネスの意欲を損なわせることなく，リスク防止のため適度なインセンティブを与えなければならない。事故を起こしたときの経済的制裁が厳しければ，自然と安全・衛生対策の技術改善を進めるだろう。安全行政の規制緩和も進められているが，それは罰則の強化を伴いながら行われるのであり，事業者による自主的改善を進めるための制度デザインである。1995 年には無過失損害賠償責任の考え方に基づく製造物責任法が食品製造にも適用されて，より慎重な安全対策が求められるようになった。

　食品事業者は，事故を起こした場合に，法的制裁だけでなく信用や評判を失墜するなど社会的制裁を受けることをおそれている。食品は消費者にとってどうしてもそのメーカー，そのブランドでなければならないということは少なく，問題を起こした瞬間に顧客は競争相手に奪われてしまう。いったん信用を失うと，回復するには多大なコストがかかり経営に重くのしかかることになる。したがって信用の失墜を未然に防ぐために事故品が発見された場合には，できるだけ素早く回収に乗り出して，

誠意ある積極的な姿勢を見せなければならない。

　一方で，初めから違法であることが分かっていながら露呈しないと思って，偽装を続けたり意図的に劣悪な商品を販売したりする悪質な業者もいて，食品産業は構造的問題を抱えている。短期間に「荒稼ぎ」してどこかに雲隠れする行為も後を絶たない。それは食品産業の参入障壁が低く，新しい企業が容易に事業を始められることも背景にある。ダイナミックな産業であることは競争を促す効果を持つが，その陰には常に違法行為がある。それをどのように抑止するかが食品安全行政の大きな課題である。

　違反行為を抑止するだけでなく，安全で高品質な食品の積極的な生産・販売を誘導する政策が求められている。1950年に制定された農林物資規格法により，経済的動機を与えることで品質改善を推し進めるためのJAS制度が発足した。同規格による格付に合格したものはJASマークで区別することとして，高品質な食品が適正に販売できるようにしたのである。

　それから半世紀以上が過ぎて，わが国の農産物や食品は世界的に安全で品質が高いという評価を得るまでになり，そのことにJAS制度の果たした役割は大きかった。2018年には日本農林規格等に関する法律となり，これまでの下支え的な枠組みは大きく見直されることとなった。改正前はJAS制度の対象はモノ（農林水産物・食品）の品質に関するものが中心であったが，改正後はモノの「生産方法」（プロセス），「取扱方法」（サービス等），「試験方法」などにも広く拡大して，多様な規格を制定できるようにし，輸出など新たな市場の創造に活用できるようにしたのである。

4. 食品安全における新時代の課題と行政改革

　21世紀に入り，食品安全行政は大きく変化した。2001年に食品安全行政の不備が明らかになり，2003年に制定された食品安全基本法を中心に法制度・行政体系は再編されることになった。このような行政改革は，欧州をはじめとして各国で取り組まれていて，それは世界的潮流となっている。WTO/SPS協定のもとでの食品安全政策の国際的調和が進められたことが発端であるが，大きく影響を与えたのはBSE（牛海綿状脳症）問題である。

　BSEは英国で発生して世界に感染が広がっていったウシの疾病であるが，それは変異型クロイツフェルトヤコブ病として人間に感染することが1996年に公式に確認された。治療法がなく，罹患すれば死に至ることが世界を震撼させた。しかし日本ではそれが遠い欧州での出来事として対策が後手に回り，2001年9月に感染牛が見つかるまで，国内牛への感染を防ぐ措置がとられなかった。BSEがどのように広がったかの検証過程で，行政組織と安全管理体制の抜本的な改革が求められた。

　このときの食品安全に関わる行政改革における第1の特徴は，国民の健康の保護を第一とした予防型の（未然防止）措置を基本にしたことである。食品安全基本法では，「食品の安全性の確保は，このために必要な措置が国民の健康の保護が最も重要であるという基本的認識の下」（3条），「国民の健康への悪影響が未然に防止されるようにする」（5条）とされている。かつての食品衛生法の目的は，直接に消費者の健康保護とは定めておらず，「飲食に起因する衛生上の危害の発生を防止し，公衆衛生の向上及び増進に寄与する」ことで国民は反射的利益を得ると解釈された。

　第2の特徴は，フードチェーンでの管理を明確にしたことである。

2001年に社会を揺るがしたBSE感染牛の発見は，重篤なリスクをもたらすハザードが農場段階で混入する可能性があることを国民に認識させた。農場はフードチェーンの一番初めに位置するが，そこが危険だということになると，極めてすそ野の広い安全管理をしなければならない。しかも国内の農場だけでなく，海外の農場も同じくリスクの原因となる。輸入港等の水際でのハザードの侵入阻止がこれまで以上に重要となる。

第3の特徴は，リスク分析という考えを導入したことである。リスク分析は，リスク評価（食品健康影響評価），リスク管理（食品健康影響評価の結果に基づいた施策の策定），リスクコミュニケーション（情報および意見の交換の促進）という三つの柱から構成される。食品安全基本法によって新たに食品安全委員会が創設され，リスク評価を担当することとなった。そしてリスク管理については，厚生労働省・農林水産省・消費者庁・環境省が担当することになり，リスク評価とリスク管理を担当する部署は，食品安全基本法体制の下で組織的に分離された。なお，リスクコミュニケーションはすべての関係機関が関わることとなった。

第4の特徴は，食品事業者による自主管理をさらに求めたことである。かつては，食品衛生法の規制下で，行政によって安全のスタンダードが決められていて，それを守ってさえいればよかった。しかし今ではグローバルな厳しい競争を勝ち抜くためにも新しい技術が次々に開発されていて，行政が完全に把握することは困難である。規制だけではすべてのリスクを回避できないこともある。したがって事業者が自ら取り組んで，自ら改善をする。自ら状況を評価・分析して，新たな取り組みを実行しなければならない。品質管理のためのマネジメントシステムの考えに基づきながら，積極的な衛生管理や安全管理が求められている。

食品安全基本法は，施策の策定に係る基本的な方針を定めて，安全行政の適切な運営と新たな課題への対応を行っている。現在，基本的事項

とされているのは以下の通りである（条項番号は同基本法のもの）。

第1　食品健康影響評価の実施（11 条）

第2　国民の食生活の状況等を考慮し，食品健康影響評価の結果に基づ
いた施策の策定（12 条）

第3　情報及び意見の交換の促進（13 条）

第4　緊急の事態への対処等に関する体制の整備等（14 条）

第5　関係行政機関の相互の密接な連携（15 条）

第6　試験研究の体制の整備等（16 条）

第7　国の内外の情報の収集，整理及び活用等（17 条）

第8　表示制度の適切な運用の確保等（18 条）

第9　食品の安全性の確保に関する教育，学習等（19 条）

第10　環境に及ぼす影響の配慮（20 条）

5.　効果的な安全保証対策

　コストをかければ安全度の水準はいくらでも上げることができる。しかし食品の一つ一つの値段は安いから，安全対策はできる限り効果的・効率的に行ってコストを抑えざるを得ないのが現実である。食品企業はそのリアリズムを踏まえ，原材料管理，製品の設計・仕様，生産・製造現場での操業・操作などを見直しつつ，安全性を高める努力を続けている。安全対策は，事前の管理，出荷前の検査，事後の回収措置の三つのアプローチを組み合わせて行う。それらが相互に補完し合うように機能を発揮させて，コスト負担の最小化を目指す。

　事前の安全衛生管理では，ハザードが食品に混入する確率を下げるために，原料生産については適正農業規範（GAP：Good Agricultural Practice），高度な食品製造加工については HACCP 方式といった手法が利用されている。これらの衛生管理手法は，国際的に標準化する方向

で検討が進んでいる。たとえば GAP や HACCP などは，FAO（国連食糧農業機関）/WHO（世界保健機関）が共管するコーデックス委員会がガイドラインを定めている。そして，それらの内容が適合しているかを審査するために国際的な認証制度が，民間ベースで次々と開発されてきた。たとえば GAP については ASIAGAP や GLOBALG.A.P., 食品製造・流通における食品安全マネジメントシステムとしては ISO22000 シリーズや FSSC22000 などが広く利用されている。これらは食品事業者の自主的かつ高度な衛生管理を支援する国際的制度となっている。

　食品衛生法が改正されて，2020 年には食品製造業者から飲食店に至るまで，すべての食品事業者に HACCP に沿った衛生管理が義務化された。コーデックスガイドライン（7 原則 12 手順：図 15 − 1）に従って HACCP 導入が進められた。

　出荷前の検査で不良品・事故品は選別・除去される。ただし，最終の

手順 1　HACCP チームの編成
手順 2　製品説明書の作成
手順 3　意図する用途及び対象となる消費者の確認
手順 4　製造工程一覧図の作成
手順 5　製造工程一覧図の現場確認
手順 6　（原則 1）危害要因の分析
手順 7　（原則 2）重要管理点の決定
手順 8　（原則 3）管理基準の設定
手順 9　（原則 4）モニタリング方法の設定
手順 10　（原則 5）改善措置の設定
手順 11　（原則 6）検証方法の設定
手順 12　（原則 7）記録と保存方法の設定

図 15 − 1　HACCP 導入手順
（出所）厚生労働省「食品製造における HACCP 入門のための手引書」

製品サンプル検査では管理水準が低すぎるという反省から、HACCP など事前の衛生管理を重視する方式へシフトした。最近の急速な技術の進歩によって、迅速で精度の高い検査が可能になりつつある。しかしそれでも、販売の伸びている総菜や弁当などの「生鮮型加工食品」では検査結果が出る前に食べられてしまうことから、このような事前の衛生管理が極めて有効である。

　GAP などを利用して農業部門で原材料の安全性を高めるならば、それはフードチェーンの全体にとって望ましい。このような取り組みを積極的に行ってもらうには、その手間に見合った報酬が必要であろう。しかしこれまで生鮮農産物は卸売市場でのスポット型取引が一般的だったので、特別な安全管理をしているかどうかを確認できず、それに見合った値段をつけることは難しかった。近年では契約取引が増えてきて、標準化された安全衛生管理とトレーサビリティの導入が徐々に普及してきている。

6. 表示と安全・安心の確保

　消費者は、食品の安全と同じく、正しい表示を強く求めている。そしてより詳細な情報への要望が高まっている。表示の機能には、①安全の確保、②選択の支援、③健康の増進、④ 公正な競争の維持がある。適切な表示を行うことは、食の信頼を築くための基礎条件でもある。食品表示制度は食品表示法に基づいて構成されるが、それ以外に健康増進法、不当景品類及び不当表示防止法（景品表示法）、不正競争防止法、計量法などが関わっている。

　食品表示基準によって定められる表示内容は、ア）名称・品名、イ）原産地、ウ）原材料のうちで遺伝子組換え食品であること、アレルギー物質を含むこと、利用している食品添加物、エ）期限表示、オ）保存方

法，カ）製造業者等の名称・所在地となっているが，生鮮食品や加工食品の種類によって表示内容は異なる。

一般用加工食品の栄養成分表示は 2015 年に義務化された。そのうち特定の栄養成分の補給のために使用される加工・生鮮食品では，一定の基準量を含む場合に栄養機能食品として栄養成分の機能性を表示することができる。また特定保健用食品（トクホ）は，健康増進法の規定に基づいて許可または認証を受けたもので特定の保健の目的が期待できる旨が表示される。それ以外に機能性表示食品については，事業者の責任において科学的根拠に基づいた機能性を消費者庁長官に届け出ることで表示することができる。

原材料表示のうち，遺伝子組換えに関する表示（分別流通されて遺伝子組換え食品であると分かっているもの，組換え食品と非組換え食品が不分別であるもの）は 2001 年に義務化された。また，アレルギー物質に関する表示については 2002 年以降，特定原材料（えび，かに，くるみ，小麦，そば，卵，乳，落花生）は義務表示，特定原材料以外の 20 品目は勧奨表示（任意表示）となっている。食品添加物については何度も改正を経て詳しく表示されるようになった。2017 年にすべての加工食品における原料原産地表示が始まり，2022 年 4 月から完全義務化された。

7. 食品の回収とトレーサビリティ制度

事故が起こった後の回収措置は，消費者を守る最後の防波堤である。どんなに慎重に安全・衛生管理していても，不良品・事故品をゼロにすることはできない。何人もの健康被害が懸念されるものについては迅速に回収しなければならない。回収では，ロット情報，原産地・添加物情報を手がかりに，流通在庫の撤去と消費者への通報・警告を通じた回収が行われる。卸売業者，小売業者等での流通在庫の撤去では，トレーサ

ビリティが有効に機能する。

　このように表示制度を補完し，生産者や原産地をより詳細に特定する機能を持つものとして，食品トレーサビリティ制度に期待が持たれている。トレーサビリティは，取引記録を基にして生産から消費までを追跡できるようにする手段である。安全上の問題が発生したときにその生産・製造地を遡って特定したり販売先を追いかけていき，問題のある食品を確実に撤去・回収したりするために利用される。したがって，先に説明した通り，安全衛生対策にとって，健康被害が拡大しないようにするための事後的な対策を支援する手段になっている。

　牛肉と米でトレーサビリティ制度が法律に基づいて導入された。前者については，ウシの個体識別番号の登録は2003年，牛肉販売時の個体識別番号の表示については2004年に義務化された。後者については，業者間の取引記録の作成・保存については2010年，産地情報の伝達については2011年に義務化された。

　牛トレーサビリティ制度は，そもそもBSEに関連したリスクのあるウシを特定するために導入されたが，それ以外のリスクへの対策にも機能することになった。東日本大震災時の福島第一原子力発電所事故による放射性物質の拡散が原因で，高濃度の放射性セシウムに汚染された稲わら等が肉牛に給与されたことにより，牛肉から暫定規制値を超える放射性セシウムが検出された際，トレーサビリティを活用して，産地の特定，原因の解明，対象牛肉の回収を迅速に行うことができた。

　トレーサビリティは，本来，ある一定の販売ロット単位ごとに，取引に関連した業者をつなげて流通経路全体を明らかにすることを目指している。しかし，このような取り組みをすべての農産物に適用することは難しい。ただ，現在の流通機構では，途中の業者をロットごとに特定できないが，多くの場合，追跡経路の出発点である生産地を特定できてい

る。制度としては不完全なように思えるが，しかし，たとえば想定している リスクの原因が残留農薬であるならば，生産地（農場）を特定できるだけでリスク対策の支援として一定程度の機能を果たしうる。

このようなトレーサビリティを，正確な原産地表示や生産者の紹介に利用する例もある。より安全で高品質なものの生産を振興するためには，その事実を情報として発信して消費者に理解してもらうことが重要であると先に指摘した。もし，トレーサビリティに，生産情報を販売の現場に伝達していく機能を付け加えられるならば，消費者の理解を促すことができるかもしれない。生産者の行為を検証することも併せて行うならば，偽装を排除して食の信頼を高めることに結びつく可能性がある。なお，最近では生産情報のみならず，流通過程の情報も把握できるトレーサビリティ規格が JAS 制度の下で用意されている。

学習課題

食品安全行政を担当する関係機関のホームページを調べて，リスク評価，リスク管理，リスクコミュニケーションの制度や対策の具体例を確認してみましょう。

参考文献

1. 一色賢司編『食品衛生学〔第 2 版〕』（東京化学同人，2019 年）
2. 中嶋康博『食の安全と安心の経済学』（コープ出版，2004 年）
3. 食品安全委員会「食品安全委員会の 20 年〜日本の食品安全を守るために〜」(2023 年)
4. 農林水産省「食品トレーサビリティに取り組みましょう！(令和 5 年 9 月版)」(2023 年)
5. 消費者庁「知っておきたい食品の表示（令和 6 年 4 月版，消費者向け）」(2024 年)

索引

●配列は五十音順

●数字・英字

2分裂　179
2命名法　182
ABCトランスポーターファミリー　38
ADI　32, 129, 131, 132
ADME　35
Anisakis pegreffii　238
Anisakis simplex　238
ASIAGAP　283
Aw　151, 152
Bacillus cereus　202
BSE　254
BSE問題　280
Campylobacter coli　188
Campylobacter jejuni subsp.*jejuni*　188
Cereulide　203
Choleraesuis　247
CJD　254
Clostridium botulinum　204
Clostridium perfringens　207
Crassicauda giliakiana　241
CYP3A4　43
Dibothriocephalus latus　233
Dibothriocephalus nihonkaiensis　233
EFSA　123
Enteritidis　191
Erysipelothrix rhusiopathiae　247
Escherichia coli　193
E型肝炎ウイルス　248
FAO　283
Fasciola gigantica　231
Fasciola hepatica　230
food security　262
FSSC22000　283

GAP　282
GLOBALG.A.P.　283
Glu-P-1　22
HACCP　277, 282, 283
Hemolytic Uremic Syndrome　195
HUS　195, 246
IARC　50, 53, 55, 64, 66, 79
IgE依存性食物アレルギー　97
Infantis　191
IQ　149
ISO22000シリーズ　283
JAS制度　279
Klebsiella planticola　221
Kudoa hexapunctata　230
Kudoa septempunkutata　230
LD_{50}　33, 34
Listeria monocytogenes　247
MeIQ　22
Morganella morganii　221
NOAEL　31, 32, 33, 122, 129
Norovirus　197
novel food　266
Paragonimus skrjabini miyazakii　232
Paragonimus westermanii　232
PCB　119
Photobacterium damselae　221
Photobacterium phosphoreum　221
POPs　125
Pseudeterranova decipiens　238
P糖タンパク質　38
Raoultella planticola　221
Salmonella enterica　190
Sarcocystis cruzi　228
Sarcocystis fayeri　228

Sarcocystis hominis 228	アカボウ旋尾線虫 241
Sarcocystis suihominis 228	アコニチン 21, 220
SE 201	アトピー性皮膚炎 93, 94, 96, 105, 108
S. enterica subsp. *enterica* 190	アトロピン 221
SF 122, 132	アナフィラキシー 94, 97
SLC 38	アニサキス 27, 238
solute carrier（SLC）トランスポーターファ	アミノ・カルボニル反応 147, 148, 149
ミリー 38	アルカロイド 21, 219
Spirometra erinaceieuropaei 234	アルブミン 38
Staphylococcal enterotoxin 201	アレルギー性 50
Staphylococcus aureus 201	アレルギー物質 21, 285
Streptococcus suis 247	アレルゲン 98
Taenia saginata 236	安全係数 122, 131, 132
Taenia solium 235	安全性評価 31, 33
TDH 195	安全と安心 113
TDI 33, 121, 122, 132	胃アニサキス症 238
tight junction 39	閾値 122, 129
Toxoplasma gondii 225	一律基準 140
TRH 195	一般飲食物添加物 135
Trichinella nativa 236	遺伝子組換え 285
Trichinella spiralis 236	遺伝毒性発がん物質 132
Trichinella T9² 236	イヌサフラン 219
Trp-P-1 22, 149	違法医薬品 170
TTX 209	医薬品 163
TWI 122	飲酒 71, 81
Type X 242	インチミン 193
Typhimurium 191	ウイルス 13, 181
UF 122, 132	ウイルス性食中毒 185
Vibrio parahaemolytius 195	ウェステルマン肺吸虫 232
WHO 283	ウエルシュ菌 207
WTO/SPS協定 280	牛海綿状脳症 254
α1-酸性糖タンパク質 38	栄養機能食品 165
	エフィラ 234, 235
●あ　行	エンテロトキシン 201
アオカビ 14	エンテロトキシンCPE 207
アカパンカビ 14	エンベロープ 17

黄色ブドウ球菌　201
オーシスト　225
汚染物質　116, 121

●か　行

外食　264
ガイドライン（自動車で野生鳥獣を解体する食肉処理業の施設基準）　249
ガイドライン（野生鳥獣肉の衛生管理に関する）　249
カエンタケ　214, 217
カキシメジ　214, 216
顎口虫　240
加工食品　264
加工センター　246
加工肉　81, 83
過酸化脂質　143
過剰摂取　172
化審法　120
加水分解反応　39
ガス置換包装　160
仮性アレルゲン　109
褐変反応　145
カドミウム　48, 50, 56, 57, 58, 59
加熱殺菌　158, 160
カネミ油症事件　119
カビ　14
カビ毒　117
カプシド　17
カブラアセタケ　215
芽胞　16, 202, 204
カラーアトラス解説書（野生鳥獣を食肉に加工する際の）　249
ガランタミン　220
カワニナ　232
がん　71, 72, 73, 74, 76, 77, 78, 79, 80, 81,

82, 83, 84, 86, 87, 88
桿菌　16
還元反応　39
感染型　184
感染性オーシスト　225
感染毒素型　185
乾燥剤　159
肝蛭　230
記憶喪失性貝毒　211
危害要因　11, 111, 113, 265
寄生虫　12, 18, 25, 26, 29
寄生虫性食中毒　224
既存添加物　135, 136
喫煙　71, 81
機能性表示食品　165, 285
キノコの生食　252
球菌　15, 16
吸収経路　52, 65
急速凍結法　157
吸虫　224
供給熱量　262
虚偽誇大表示　174
巨大肝蛭　230
魚卵毒　210
魚類血清毒　211
魚類胆嚢毒　210
ギランバレー症候群　189
菌交代症　253
クサウラベニタケ　214, 216
腐ってなくても食中毒　181, 192, 257
クモノスカビ　14
グラム陰性菌　180
グラム染色　180
グラム陽性菌　180
クルーズ肉胞子虫　228
グルクロン酸抱合　42

グルタチオン抱合　43
グレープフルーツジュース　43
クロイツフェルトヤコブ病　254
クロカビ　14
グロリオサ　220
クワズイモ　221
経口免疫寛容　99, 102
血液─胎盤関門　39
血液─脳関門　39
結合水　150
結合水層　150
下痢原性大腸菌　193
下痢性貝毒　211
ケルセチン配糖体　169
原核生物　13, 179
嫌気性菌　17
健康食品　161, 163
健康被害　49, 50, 56, 66, 69, 173, 175, 176
健康への影響　52, 63
原材料表示　285
原虫　224
抗ウイルス薬　182
高温短時間殺菌　158
好気性菌　17
剛棘顎口虫　240
抗菌薬　182
麹菌　14
合成添加物　135
抗生物質　182
厚生労働省　127, 139
厚生労働省食中毒統計　186, 243
広節裂頭条虫　233
酵素的褐変　145
酵素的褐変反応　146
酵母　14
高野豆腐　158

高齢者　173, 176
コーデックス委員会　283
コーデックスガイドライン　283
凍り豆腐　158
コテングタケモドキ　215, 218
コラシジウム　234
コルヒチン　220

●さ　行
細菌　16, 179
細菌毒素　200
ザイゴート　225, 228
最大氷結晶生成温度域　157
最大無毒性量　31
サイトカイン　103, 109
砂糖漬　155
サナダムシ　233
サプリメント　162, 163
サルコシスト　228, 229
サルモネラ　23, 190
酸化反応　39
酸化防止　144
酸貯蔵　156
残留基準　19, 139
残留性有機汚染物質　120, 125
シイタケ皮膚炎　252
ジェルビン　221
塩漬　155
シガテラ毒　210
シガ毒素　193
糸球体ろ過　44
糸状菌　14
シスト　225
自然環境破壊　249
自然毒　12, 25, 26, 29, 200
シッフ塩基　147

指定添加物　134
自動酸化　143
シトクロム P450　41
ジビエに潜む病原体　248
脂肪酸ラジカル　143
ジャガイモ　220
シャグマアミガサタケ　215, 218
重金属　48, 49, 50, 51, 53, 69
シュウ酸カルシウム　221
自由水　150
自由水層　150
住肉胞子虫　228
受動輸送　36, 37, 38
準結合水層　150
使用基準　135, 136
条虫　224
消費者庁　127, 139
食中毒細菌　180
食中毒の発生状況　23
食中毒発生状況　24, 25
食中毒防止の3原則　257
食の信頼　267
触媒　39
食品安全委員会　122, 126, 127, 281
食品安全基本法　276, 280, 281
食品安全行政　279
食品衛生法　127, 137, 277
食品偽装　267
食品産業　279
食品事業者　278
食品事故　267
食品照射　159
食品成分　78
食品添加物　30, 134
食品内毒素型　184, 200
食品表示基準　284

食品表示制度　284
食品由来病害　273
植物性自然毒　20, 200, 213, 219
食料安全保障　262
食料自給率　264
食料不足　269
知らぬ間私も感染源　258
飼料添加物　137, 138
真核生物　13
新規食品　266
真菌　14
真空包装　160
神経性貝毒　212
神経毒性　50, 53
心内膜炎　247
水銀　48, 50, 59, 61, 62
スイセン　220
水素結合　150
水分　149
水分活性　151, 152, 155
髄膜炎　247
スギヒラタケ　214, 217
スコポラミン　221
酢漬　156
ストックホルム条約　120, 125
ストロビラ　234, 235
スポロシスト　225, 228, 231, 232
スポロゾイト　225, 228, 229
生活習慣　71, 72, 81, 87
生活習慣病　167
生殖毒性　50
生鮮型加工食品　284
生体異物　30
生体内毒素型　185, 200, 205
成分規格　135
接合子　225, 228

摂取状況　54, 67
摂取量調査　133, 140
セルカリア　231, 233
セレウス菌　202
セレウライド　203
線虫　18, 224
宣伝情報　174
線毛　16
旋毛虫　236
相互作用　176
ソラニン　21, 220

●た　行
第I相反応　40, 41, 45
ダイオキシン類　50, 64, 65, 66, 67
待機宿主　233, 235, 238, 240
胎児性トキソプラズマ症　228
体脂肪　167, 169
代謝　52, 58, 62, 65
大豆イソフラボン　172
タイトジャンクション　39
体内動態　35
第II相反応　40, 41, 42, 45
耐熱性溶血毒　195
耐熱性溶血毒類似毒素　195
耐容一日摂取量　122
耐容週間摂取量　122
タキゾイト　225
多剤服用　176
タゼチン　220
脱酸素剤　160
タマゴテングタケ　215, 217
タマシロオニタケ　215, 218
胆汁排泄　44
単純拡散　37
茶カテキン　167

チャコニン　21, 220
中間水分食品　153, 154
腸アニサキス症　239
腸炎ビブリオ　25, 195
聴覚を失う　247
超加工品　82
腸管凝集接着性大腸菌　193
腸管出血性大腸菌　193
腸肝循環　42
腸管毒素　201
超高温殺菌法　158
鳥獣保護管理法　249
チョウセンアサガオ　221
チルド　156
通性嫌気性菌　17
つかない, 増やさない, やっつける　257
ツキヨタケ　214, 216
低温殺菌　158
低温貯蔵　156
適正農業規範　282
テトロドトキシン　20, 209
テングタケ　215
天然香料　135
天然添加物　135
動物性自然毒　20, 200, 209
動物用医薬品　137, 138
トキソプラズマ　225
ドクササコ　215, 218
毒素型　184, 200
毒素型食中毒　204
毒素原性大腸菌　193
ドクツルタケ　215, 217
特定危険部位　255
特定原材料　21, 285
特定保健用食品　165, 285
トクホ　165, 285

ドライアイスセンセーション　210
トランス脂肪酸　22, 145
トランスポーターファミリー　38
トリカブト　21, 220
ドリップ　157
トリヒナ　236
トレーサビリティ　277, 286
トレーサビリティ制度　268, 285
ドロレス顎口虫　240
豚丹毒菌　247

●な　行

ナナホシクドア　230
生肉, 菌が付いている　190, 257
鉛　48, 50, 51, 52
肉骨粉　254
肉胞子　228
肉胞子虫　228
ニセクロハツ　214, 217
日本海裂頭条虫　233
日本顎口虫　240
日本ジビエ振興協会　250
尿細管再吸収　44
尿細管分泌　44
認証制度　268, 276
粘液胞子虫　230
脳症　246
能動輸送　36, 37, 38, 45, 46
農と食の距離　264
農薬　137
農薬登録制度　137
農薬取締法　137
農林業被害　249
農林水産省　127, 137
ノロウイルス　25, 197

●は　行

パーシャルフリージング　157
肺吸虫　232
配偶子　225
敗血症　247
ハイリスクグループ　173
バケイソウ　221
ハザード　11, 12, 14, 29, 111, 113, 115, 265
発がん性　50, 53, 81
発がん物質　76, 78, 81, 82, 86
発酵細菌　180
ハプテン　95
パリトキシン　210
非遺伝毒性発がん物質　132
微好気性菌　17
微好気性細菌　188
非酵素的褐変　145, 146
ヒスタミン　22, 109
ヒスタミン中毒　221
ヒ素　48, 50, 53, 55, 68
ビタミンA　211
ヒトノロウイルス　197
ヒトヨタケ　215, 218
ヒパコニチン　220
肥満　79, 81, 82, 88
ヒメモノアラガイ　231
氷温貯蔵　157
氷結点　156
品質保持剤　159
フィトラッカサポニン　221
フードシステム　264
フェイヤー肉胞子虫　228
不確実係数　122, 132
複合型　185, 200, 205
フグ毒　209

ブタ肉の生食の危険性　246
豚レンサ球菌　247
物流機構　265
不当表示　174
腐敗細菌　180
ブラディゾイト　227, 228
フラノクマリン類　43
プロセルコイド　234
プロトベラトリン　221
ベニテングタケ　215
ベラトラミン　221
変異型CJD　255
偏性嫌気性菌　17, 204
べん毛　16
抱合体化　39
抱合反応　39
放射線　84, 85, 86, 87
保健機能食品　163, 164
ポジティブリスト制度　134, 138, 139
ポストハーベスト農薬　137, 138
ボツリヌス菌　33, 158, 204
ボツリヌス毒素　33, 204
ポリ塩化ビフェニル　119

●ま　行

マーケットバスケット方式　133, 140
マイコトキシン　18, 117
巻貝の唾液腺毒　212
マクロガメート　225, 228
マクロガモント　228
マスト細胞　102, 103, 109
麻痺性貝毒　211
マンソン裂頭条虫　234
ミクロガメート　225, 228
ミクロガモント　228
宮崎肺吸虫　232

ミラキジウム　231, 232
無鉤条虫　236
無症状保菌者　258
ムツホシクドア　230
無毒性量　121, 129
メサコニチン　220
メタセルカリア　231, 233
メタロチオネイン　58, 62
メラノイジン　147
メロゾイト　225, 229
メロント　229
免疫寛容　104

●や　行

薬剤耐性菌　253
薬物トランスポーター　38
野菜　82, 87
やっつけられない菌もいる　258
有棘顎口虫　240
有鉤条虫　235
油脂の酸化　143
輸入健康食品　175
溶血性尿毒症症候群　194, 246
ヨウシュヤマゴボウ　221
用量－反応曲線　31, 32, 33

●ら　行

らせん菌　16
リコリン　220
リスク　112, 113, 115, 116
リスク管理　116, 126, 134, 137, 281
リスクコミュニケーション　271, 281
リスクトレードオフ　268, 270
リスク認知　270
リスク認知バイアス　270
リスク評価　116, 121, 126, 127, 281

リスク分析　281
リステリア　247
リポキシケナーゼ　144
リボソーム　14
硫酸抱合　43
冷凍　157

裂頭条虫　233
レディア　231, 233
レトルト殺菌　158
ロジスティックス　265
六鉤幼虫　234, 236

分担執筆者紹介

(執筆の章順)

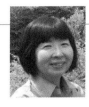

南　道子（みなみ・みちこ）　・執筆章→3・4・5

1956年　東京都に生まれる
1989年　東京大学医学部（現東京大学大学院医学系研究科）博士課程終了
1993年　Rockefeller 大学博士後研究員
1996年　大分医科大学助手
現　在　東京学芸大学名誉教授
主な著書　基礎栄養学（編著・医歯薬出版）
　　　　　私たちの食と健康（共著・三共出版）
　　　　　新しい生化学・栄養学実験（共著・三共出版）
　　　　　基礎からの生化学（共著・学文社）

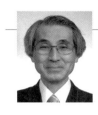

山﨑　壯 (やまざき・たけし)　　・執筆章→6・7・9

1954年	神奈川県に生まれる
1983年	東京大学大学院薬学系研究科博士課程修了
	国立医薬品食品衛生研究所
	食品添加物部研究員，機能生化学部室長，食品添加物部室長
2012年	実践女子大学生活科学部食生活科学科教授
	現在　実践女子大学名誉教授，薬学博士
現在まで	厚生労働省，食品安全委員会，消費者委員会，独立行政法人医薬品医療機器総合機構等の専門委員を歴任
専攻	食品のリスクと有効性の評価，食品添加物，生化学
主な著書	管理栄養士・栄養士のための食品安全・衛生学（共著　学文社）
	食品安全の事典（共著　朝倉書店）
	人間の生命科学web版（共著　公益財団法人日本科学協会）

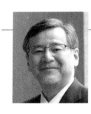

中嶋　康博（なかしま・やすひろ）

・執筆章→14・15

1959年	埼玉県に生まれる
1989年	東京大学大学院農学系研究科博士課程修了
現在	東京大学大学院農学生命科学研究科教授・農学博士
専攻	農業経済学・フードシステム論
主な著書	食品安全問題の経済分析（日本経済評論社）
	食の安全と安心の経済学（コープ出版）
	食の経済（編著　ドメス出版）
	フードシステムの経済学（共著　医歯薬出版）

編著者紹介

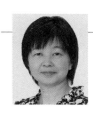

朝倉　富子（あさくら・とみこ）　　・執筆章→1・2・8

1958年	東京都に生まれる
1982年	お茶の水女子大学大学院家政学研究科食物学専攻修士課程修了
2012年	東京大学大学院農学生命科学研究科　特任教授
現在	放送大学教養学部教授・博士（農学）
専攻	食品科学
主な著書	おいしさの科学的評価・測定法と応用展開（共著　シーエムシー出版） 食と味覚（共著　建帛社） 機能性食品の事典（共著　朝倉書店）

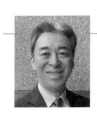

関崎　勉 (せきざき・つとむ)　・執筆章→10・11・12・13

1955年	埼玉県に生まれる
1978年	北海道大学獣医学部卒業
	農林水産省家畜衛生試験場，農研機構動物衛生研究所，東京大学教授を経て
現在	東京大学名誉教授，放送大学客員教授，京都大学研究員，獣医師，獣医学博士
専攻	獣医微生物学，食品病原微生物学
主な著書	獣医微生物学第4版（共編著　文永堂）
	獣医感染症カラーアトラス第2版（共編著　文永堂）
	感染症科診療パーフェクトガイド（犬・猫・エキゾチック動物）（共著　学窓社）

放送大学教材　1519514-1-2511（テレビ）

新訂　食の安全

発　行　　2025年3月20日　第1刷
編著者　　朝倉富子・関崎　勉
発行所　　一般財団法人　放送大学教育振興会
　　　　　〒105-0001　東京都港区虎ノ門1-14-1　郵政福祉琴平ビル
　　　　　電話 03（3502）2750

市販用は放送大学教材と同じ内容です。定価はカバーに表示してあります。
落丁本・乱丁本はお取り替えいたします。

Printed in Japan　ISBN978-4-595-32509-0　C1377